Kirsten Lennecke

Selbstmedikation für Kinder

für die **Kitteltasche**

Kirsten Lennecke

Selbstmedikation für Kinder

Leitlinien zur pharmazeutischen Beratung

Kirsten Lennecke, Sprockhövel

Mit 7 Tabellen, 4 Abbildungen
und 43 Flussdiagrammen

Deutscher
Apotheker Verlag

Zuschriften an

lektorat@dav-medien.de

Anschrift der Autorin

Dr. Kirsten Lennecke
Im Osterhöfgen 8
45549 Sprockhövel
www.lennecke-coaching.de

Bibliografische Information der Deutschen Nationalbibliothek
Die Deutsche Nationalbibliothek verzeichnet diese Publikation in der Deutschen Nationalbibliografie; detaillierte bibliografische Daten sind im Internet unter https://portal.dnb.de abrufbar.

1. Auflage 2019
ISBN 978-3-7692-7362-5 (Print)
ISBN 978-3-7692-7450-9 (E-Book, PDF)

Birkenwaldstraße 44, 70191 Stuttgart
www.deutscher-apotheker-verlag.de
Printed in Germany

Satz: primustype Hurler GmbH, Notzingen
Druck und Bindung: Kösel, Krugzell
Umschlaggestaltung: deblik, Berlin
Umschlagabbildung: underdogstudios/stock.adobe.com

Vorwort

Selbstmedikation in der Apotheke ist immer eine Gratwanderung zwischen dem Plan des Kunden, sich schnell selbst zu helfen, und unserem verantwortungsvollen Rat, für eine Diagnoseabklärung doch einen Arzt aufzusuchen. Auf der einen Seite erwartet der Kunde mit einem konkreten Arzneimittelwunsch, dass wir ihm genau dieses Produkt aushändigen, während wir auf der anderen Seite abklären wollen, ob dieses Produkt wirklich gut für ihn geeignet ist oder ob wir ein für ihn besser geeignetes Mittel kennen. Oft erwartet der Kunde nur etwas in der Apotheke zu kaufen, während wir Apotheker als Heilberufler den Auftrag haben, ihn als Patienten gut zu beraten.

All das gilt für den Eigenbedarf des erwachsenen Kunden genauso wie für die Behandlung von Familienangehörigen innerhalb der Familie. Die größte Herausforderung ist eine angemessene Selbstmedikation von Kindern. Nun lässt es sich leicht vorschlagen, dass eine Arzneimitteltherapie bei Kindern ausschließlich nach ärztlicher Verordnung erfolgen sollte. Das ist aber eine unrealistische Vorstellung. Erstens brauchen wir eine vernünftige Fallunterscheidung je nach Alter des Kindes. Denn 13- oder 14-Jährige sind zwar im Familiengefüge und selbst im rechtlichen Sinne noch Kinder, bei der Arzneitherapie aber meist genauso zu behandeln wie Erwachsene. Zweitens sind zahlreiche Arzneimittel und Medizinprodukte für die Anwendung von Kindern – und zwar auch von Säuglingen und Kleinkindern – als nicht-verschreibungspflichtige Arzneimittel bzw. Medizinprodukte zugelassen und dürfen von der Industrie beworben werden.

Somit geht es darum, verantwortungsvoll mit der Selbstmedikation für Kinder umzugehen, um einerseits die zur Verfügung stehenden Produkte nutzbringend anzuwenden und andererseits die im Vergleich zu Erwachsenen engeren Grenzen der Selbstmedikation nicht zu überschreiten.

Dieses Buch möchte in Anlehnung an das bewährte Format „Selbstmedikation für die Kitteltasche“ die Möglichkeiten und Grenzen der Selbstmedikation für Kinder aufzeigen. Gerade im Kindesalter gibt es zahlreiche Spezialindikationen, die bei Säuglingen, Kleinkindern oder Schulkindern bedeutsam sind und in der Therapie von Erwachsenen keine

Rolle spielen. Und nicht zuletzt werden gerade bei Kindern vielfältige alternative Behandlungsmethoden wie Einreibungen oder Wickel angewandt, die speziell genutzt werden, um dem Kind Zeit und Zuwendung zu schenken. Sie helfen dem Kind, sich trotz unangenehmer Körperempfindungen geborgen und sicher zu fühlen sowie bald wieder gesund zu werden.

Ich danke allen Kolleginnen und Kollegen, die sich trotz Termin- und Arbeitsdruck die Zeit genommen haben, das Manuskript in den unterschiedlichen Entstehungsphasen zu lesen und mir Rückmeldung zu geben.

Vor allem danke ich Dr. Carolin Höfs für ihr genaues, kritisches Lesen, für ihre Aufmerksamkeit in Bezug auf Inhalt und Form, für ihre Korrekturen und zahlreichen Anmerkungen. Ihre Erfahrung aus den Bereichen der Neonatologie sowie der pädiatrischen Notfallmedizin waren mir bei der Überarbeitung des Manuskripts eine wertvolle Hilfe.

Dr. Umut Knoop und Dr. Heiko Knoop danke ich, die als Fachärzte für Innere Medizin, Pneumologie, Allergologie und Schlafmedizin (sowie als Eltern von Kleinkindern) wertvolle Ergänzungen und Korrekturen beigetragen haben – und das aus Mangel an frei verfügbarer Zeit mitten in der Nacht.

Danke an Dr. Siegfried Mayböck, der sich die Zeit genommen hat, als Facharzt für Allgemeinmedizin einen prüfenden Blick über das Manuskript zu werfen.

Ich danke meinen PTA-Kolleginnen Svenja Gesekus für ihre Ideen und Gedanken, die mit in die Textentstehung eingeflossen sind, sowie Melanie Forytta als dankbare Leserin.

Außerdem danke ich dem Deutschen Apotheker Verlag, vor allem meiner langjährigen Lektorin Antje Piening sowie Juliane Friedle für ihre persönliche professionelle Unterstützung.

Sprockhövel, im Frühjahr 2019 Kirsten Lennecke

Hinweis: Zur Vereinfachung der Schreibweise und Lesart schließen männliche Berufsbezeichnungen männliche und weibliche Personen, die diesen Beruf ausüben, mit ein.

Inhaltsverzeichnis

1 Einführung

1.1 Besonderheiten in der Kinderheilkunde

1.1.1 Vorsorgeuntersuchungen beim Kinderarzt

Alle Kinder in Deutschland haben einen Anspruch auf kostenlose Früherkennungs- und Vorsorgeuntersuchungen beim Kinderarzt (sogenannte U-Untersuchungen, ◘ Tab. 1.1).

Diese umfassen zehn Untersuchungstermine bis zum sechsten Lebensjahr des Kindes und eine Untersuchung des jugendlichen Kindes im Alter von zwölf bis 14 Jahren. Bei diesen Terminen untersucht der Kinderarzt das Kind vor allem im Hinblick auf mögliche schwerwiegende Erkrankungen und prüft, ob es sich seinem Alter entsprechend entwickelt. Auf diese Weise können Verzögerungen oder Auffälligkeiten in der Entwicklung und mögliche gesundheitliche Beeinträchtigungen frühzeitig erkannt werden.

Zur Übersicht der Untersuchungstermine erhält jedes Kind zur Geburt das „Gelbe Heft“ (Kinderuntersuchungsheft), in dem die Zeiträume zur Durchführung der Untersuchung ausgewiesen sind und die Ergebnisse der Untersuchung dokumentiert werden.

Regelmäßig wahrgenommene Vorsorgeuntersuchungen verringern das Risiko, dass Entwicklungsstörungen oder schwere Erkrankungen bei einem Kind unbemerkt und unbehandelt bleiben. Bei den meisten Kindern können die U-Untersuchungen zeitnah durchgeführt werden. Daneben gibt es aber auch Kinder, die nicht regelmäßig einem Kinderarzt vorgestellt werden. In diesem Fall sollte der Apotheker oder PTA die Eltern zur Gesundheitsvorsorge ihrer Kinder motivieren.

Trotz allem Screening können sich gesundheitliche Auffälligkeiten zwischen den U-Terminen entwickeln. Auch in diesem Fall kann der Apotheker dem Elternteil klarmachen, dass trotz regelmäßiger Vorsorgeuntersuchungen des Kindes schwere Erkrankungen auftreten können, die einen außerplanmäßigen Arztbesuch notwendig machen.

Im Kinderuntersuchungsheft finden sich ebenfalls Verweise auf zahnärztliche Untersuchungen, die bei den Untersuchungen U5 bis U9 für Kinder ab dem sechsten Lebensmonat bis zum fünften Lebensjahr durchgeführt werden. Sie dienen zunächst der Schulung der Eltern, zahnmedi-

Tab. 1.1 Übersicht über Früherkennungs- und Vorsorgeuntersuchungen von Kindern und Jugendlichen

Unter-suchung	Zeitraum	Schwerpunkte
U1	Direkt nach der Geburt	Aufzeichnungen über Schwangerschaft und Geburt, Zustandsbeurteilung und Reifebeurteilung, Feststellung schwerer oder äußerlich sichtbarer Fehlbildungen, Maße und Gewicht, Vitamin-K-Gabe
U2	3.–10. Lebenstag	„Neugeborenen-Basisuntersuchung", Anpassungsstörungen, akute Erkrankungen, Fehlbildungen, Geburtsverletzungen, Neugeborenenscreening, Rachitis-/Fluoridprophylaxe ab dem 10. Lebenstag
U3	4.–5. Lebenswoche	Körperliche Entwicklung, Ernährungsprobleme, Reflexstatus, beginnende psychomotorische Entwicklung
U4	3.–4. Lebensmonat	Hüfte, Fehlhaltungen, Hydrozele/Hodenhochstand, Beginn der Routineimpfungen
U5	6.–7. Lebensmonat	Reaktion auf Umgebung (Interesse, Greifen, evtl. Sitzen), Rachitis
U6	10.–12. Lebensmonat	Körperkoordination, Sprachentwicklung
U7	21.–24. Lebensmonat (1 Jahr + 9 Monate bis 2 Jahre)	Gangbild, Fuß- und Beindeformitäten, Wirbelsäule, Sprach- und Sozialentwicklung, Sauberkeitsentwicklung, Sinnesorgane
U7a	34.–36. Lebensmonat (2 Jahre + 10 Monate bis 3 Jahre)	Verhaltensstörungen und Sozialentwicklung, allergische Erkrankungen, Zahn-, Mund- und Kieferanomalien

Tab. 1.1 Übersicht über Früherkennungs- und Vorsorgeuntersuchungen von Kindern und Jugendlichen (Fortsetzung)

Unter-suchung	Zeitraum	Schwerpunkte
U8	46.–48. Lebensmonat (3 Jahre + 10 Monate bis 4 Jahre)	Sprach- und Sozialentwicklung, orthopädische Probleme, Koordination, differenzierte Hör- und Sehprüfung, Urinstatus
U9	60.–64. Lebensmonat (5 Jahre bis 5 Jahre + 4 Monate)	Verhaltensstörungen/-auffälligkeiten, Feinmotorik, Koordination, Sinnesorgane, Zahnstatus, Impfstatus evtl. ergänzen, Prüfung der Schulreife
U10*	7–8 Jahre	Lese-/Rechtschreibschwäche, motorische Entwicklung, ADHS, Schulprobleme
U11*	9–10 Jahre	Erkennen von Sozialisations- und Verhaltensstörungen, Erkennen von Zahn-, Mund- und Kieferanomalien
J1	12–14 Jahre	Körperliche Entwicklung, orthopädische Probleme, sexuelle Entwicklung, Kenntnisse in der Empfängnisverhütung, soziale und familiäre Probleme oder Konflikte, Suchtprävention, Gesprächsangebot
J2*	16–17 Jahre	Internistische und orthopädische Untersuchung, Erkennen von Verhaltens- und Sozialisationsstörungen, Fragen der Sexualität

* Die Untersuchungen U10, U11 und J2 werden von den meisten, aber nicht von allen Krankenkassen bezahlt

zinischen Erkrankungen (vor allem Karies) vorzubeugen. Ab dem zweiten Lebensjahr dienen sie auch zur Gewöhnung eines Kindes an eine Zahnarztpraxis und eine zahnärztliche Untersuchung. Schwerpunkte dieser Untersuchungen sind je nach Alter Abklärung von Auffälligkeiten an Zähnen, Schleimhaut und Kieferwachstum.

1.1.2 Schutzimpfungen

Beim Kinderarzt werden zu den Untersuchungsterminen und bei Bedarf zu Extraterminen die von der Ständigen Impfkommission (STIKO) empfohlenen Schutzimpfungen durchgeführt. Diese starten in der sechsten Lebenswoche und umfassen schwere Infektionskrankheiten wie Diphtherie und Poliomyelitis, aber auch die früher weit verbreiteten sogenannten Kinderkrankheiten Masern, Mumps, Röteln und Keuchhusten (○ Abb. 1.1).

Kinder, die diese Schutzimpfungen erhalten haben, sind vor diesen Infektionskrankheiten mit hoher Sicherheit geschützt. Eine fehlende Auffrischimpfung kann jedoch den Impfschutz soweit schwächen, dass eine Infektion auftreten kann. Problematisch ist der Ausbruch einer Infektionskrankheit im Umfeld von Säuglingen, die noch keinen abgeschlossenen Impfschutz aufweisen. Hier wäre es wünschenswert, wenn möglichst alle Erwachsenen geimpft wären.

Es gibt zahlreiche Einwände von sogenannten Impfgegnern, die jedoch alle entkräftet werden können. Der Nutzen von Schutzimpfungen ist nachgewiesen; Impfungen sind nach heutigem Kenntnisstand verträglich und sicher. Hin und wieder treten lokale Impfreaktionen mit einer Rötung und Schwellung an der Einstichstelle oder leichte Temperaturerhöhungen auf, die aber nach zwei oder drei Tagen abklingen. Bei einer Infektion ohne Impfschutz sind schwerwiegende gesundheitliche Komplikationen, je nach Infektionskrankheit bleibende Schäden oder sogar Todesfälle möglich.

Als Gründe für fehlende Auffrischimpfungen gelten häufig Umstände, die gar keine Kontraindikationen darstellen. Echte Kontraindikationen sind Allergien gegen Impfstoffbestandteile (z. B. Neomycin, Streptomycin, Hühnereiweiß), ein Immundefekt oder eine Schwangerschaft (bei Lebendimpfstoffen). Nach akuten, behandlungsbedürftigen Erkrankun-

Impfung	Alter in Wochen	Alter in Monaten					Alter in Jahren						
	6	2	3	4	11–14	15–23	2–4	5–6	9–14	15–16	17	ab 18	ab 60
Tetanus		G1	G2	G3	G4	N	N	A1	A2		N	A (ggf. N)[e]	
Diphtherie		G1	G2	G3	G4	N	N	A1	A2		N	A (ggf. N)[e]	
Pertussis		G1	G2	G3	G4	N	N	A1	A2		N	A (ggf. N)[e]	
Hib *H. influenzae* Typ b		G1	G2[c]	G3	G4	N	N						
Poliomyelitis		G1	G2[c]	G3	G4	N	N		A1		N	ggf. N	
Hepatitis B		G1	G2[c]	G3	G4	N			N				
Pneumokokken[a]		G1		G2	G3	N							S[g]
Rotaviren	G1[b]	G2	(G3)										
Meningokokken C					G1 (ab 12 Monaten)				N				
Masern					G1	G2			N			S[f]	
Mumps, Röteln					G1	G2			N				
Varizellen					G1	G2			N				
Influenza													S (jährlich)
HPV Humane Papillomviren									G1[d] G2[d]	N[d]			

Erläuterungen

G Grundimmunisierung (in bis zu 4 Teilimpfungen G1–G4)

A Auffrischimpfung

S Standardimpfung

N Nachholimpfung (Grund- bzw. Erstimmunisierung aller noch nicht Geimpften bzw. Komplettierung einer unvollständigen Impfserie)

a Frühgeborene erhalten eine zusätzliche Impfstoffdosis im Alter von 3 Monaten, d. h. insgesamt 4 Impfstoffdosen.

b Die 1. Impfung sollte bereits ab dem Alter von 6 Wochen erfolgen, je nach verwendetem Impfstoff sind 2 bzw. 3 Impfstoffdosen im Abstand von mindestens 4 Wochen erforderlich.

c Bei Anwendung eines monovalenten Impfstoffes kann diese Dosis entfallen.

d Standardimpfung für Mädchen und Jungen im Alter von 9–14 Jahren mit 2 Impfstoffdosen im Abstand von mindestens 5 Monaten, bei Nachholimpfung beginnend im Alter > 14 Jahren oder bei einem Impfabstand von < 5 Monaten zwischen 1. und 2. Dosis ist eine 3. Dosis erforderlich (Fachinformation beachten).

e Td-Auffrischimpfung alle 10 Jahre. Die nächste fällige Td-Impfung einmalig als Tdap- bzw. bei entsprechender Indikation als Tdap-IPV-Kombinationsimpfung.

f Einmalige Impfung mit einem MMR-Impfstoff für alle nach 1970 geborenen Personen ≥ 18 Jahre mit unklarem Impfstatus, ohne Impfung oder mit nur einer Impfung in der Kindheit.

g Impfung mit dem 23-valenten Polysaccharid-Impfstoff.

Abb. 1.1 Impfkalender (Standardimpfungen) der Ständigen Impfkommission für Säuglinge, Kinder, Jugendliche und Erwachsene. Quelle: RKI 23.08.2018

gen darf zwei Wochen lang keine Impfung erfolgen. Dazu zählen jedoch nicht banale Erkältungskrankheiten mit Temperaturen unter 38 °C.
Während bei den meisten Impfungen nach der Grundimmunisierung eine jahrelange Immunität bestehen bleibt, muss die Grippeschutzimpfung aufgrund der sich schnell verändernden Influenzaviren jährlich wiederholt werden und bietet aus dem gleichen Grund keinen 100%igen Schutz vor einer Infektion. Die Ständige Impfkommission (STIKO) empfiehlt die jährliche Grippeimpfung vor allem älteren Personen über 60 Jahren, aber auch allen Kindern, die ein höheres Risiko für Komplikationen besitzen, weil sie unter bestimmten Vorerkrankungen leiden. Beispiele hierfür sind chronische Krankheiten der Atemwege, Herz- oder Kreislauferkrankungen, Leber- oder Nierenerkrankungen, Stoffwechselkrankheiten oder Störungen des Immunsystems.

1.1.3 Altersabhängige Behandlung von Kindern in der Selbstmedikation

Regelmäßige U-Untersuchungen und Schutzimpfungen beim Kinderarzt führen im besten Fall dazu, dass sich zwischen der Familie des Kindes, also den Eltern, Großeltern oder anderen betreuenden Erwachsenen, dem Kind selbst und dem Arzt ein Vertrauensverhältnis entwickelt. Bei auftretenden Gesundheitsbeschwerden des Kindes ist hier der Weg geebnet, beim Kinderarzt einen Termin zur Untersuchung und Therapieempfehlung zu machen. Das führt dazu, dass junge Eltern nur selten mit einem schwerkranken Kind als erstes in der Apotheke um Rat fragen. Wenn das der Fall sein sollte, lassen sie sich oft leicht dazu bewegen, auf eine Selbstbehandlung zu verzichten und doch zunächst den Kinderarzt aufzusuchen.
Dazu kommt, dass die gesetzliche Krankenversicherung die Kosten (evtl. bis zu einem Festbetrag) für alle apothekenpflichtigen, also auch für nicht-verschreibungspflichtige Arzneimittel für Kinder bis zum zwölften Geburtstag übernimmt. Für Eltern von gesetzlich-versicherten Kindern fallen also durch einen Arztbesuch und die Verordnung einer ärztlichen Therapie keine oder nur geringe Kosten an, während in der Selbstmedikation ohne Arztbesuch die Arzneimittel von den Eltern vollständig bezahlt werden müssen.

Trotzdem kommen auch Anfragen zur Selbstmedikation für Kinder unter zwölf Jahren. Das betrifft vor allem Kinder, die schon ähnliche Beschwerden hatten und erfolgreich behandelt wurden, oder Kinder mit älteren Geschwisterkindern, bei denen die Eltern Erfahrung mit der Selbstbehandlung der Geschwister haben. Für alle Anfragen gelten altersabhängig im Prinzip die folgenden Grundsätze.

Säuglinge und Kleinkinder von 0–2 Jahren

Angesichts der enormen Entwicklung in Bezug auf Gewicht, Größe und physiologischer Gegebenheiten muss in der Pädiatrie gerade in den ersten beiden Lebensjahren – zu Beginn von Woche zu Woche bzw. später von Monat zu Monat – die Therapie und speziell die Dosierung von Arzneimitteln auf den Zustand des jungen Patienten individuell angepasst werden. Jede Behandlung dieser besonderen Patienten ist ein Spezialfall. Bei Neugeborenen und in noch stärkerem Ausmaß bei Frühgeborenen ist die Ausstattung mit einigen Enzymen, die an der Biotransformation beteiligt sind, noch unzureichend. So werden beispielsweise die Glucuronyltransferasen erst um den Zeitpunkt der Geburt gebildet, das Neugeborene ist daher zu Glucuronidierungsreaktionen nur bedingt befähigt. Bei Kindern im Alter von ein bis acht Jahren ist dagegen die Biotransformationsrate im Vergleich mit Erwachsenen erhöht. Das liegt wohl zumindest teilweise am größeren Verhältnis von Lebergewicht zu Körpergewicht bei Kindern.

Entsprechend erfordert auch die Auswahl einer geeigneten Dosierung des Arzneimittels besondere Aufmerksamkeit. Die Pharmakokinetik bei Neugeborenen und Säuglingen weicht oft erheblich von der des Erwachsenen ab. Insbesondere im ersten Lebensjahr ist die Elimination verzögert. Jenseits dieses Lebensabschnitts kann die Kinderdosis im Allgemeinen nach verschiedenen Formeln errechnet werden, bei denen meist die Körperoberfläche des Kindes einbezogen ist. Bei einer Reihe von Arzneistoffen ist diese Oberflächenregel jedoch nicht anwendbar. In vielen Fällen fehlen zuverlässige Daten für eine Dosierung bei Kindern, da (noch) keine entsprechenden Untersuchungen vorliegen. So ist bei der Auswahl der Arzneistoffe und der Dosierung darauf zu achten, dass eine Zulassung und eine Empfehlung für die jeweilige Altersgruppe vorliegen.

Auch wenn Beschwerdebilder in der Selbstmedikation von erwachsenen Patienten gut bekannt und gut zu beurteilen sind, muss bei Säuglingen und Kleinkindern besondere Vorsicht gelten. Scheinbar banale Symptome können hier erste Anzeichen einer Fehlbildung oder einer sich entwickelnden Grunderkrankung sein, die möglichst frühzeitig durch einen Arzt abgeklärt werden muss, um eine angemessene Therapie nicht zu verzögern. Das ist der Grund, warum generell Säuglinge und Kleinkinder bis zum zweiten Geburtstag bei jeder Erkrankung dem Kinderarzt vorgestellt werden müssen. Es gibt unzählige pädiatrische Diagnosen, die vorrangig im Kindesalter auftreten und im Erwachsenenalter dann kaum noch eine Rolle spielen.
Dazu kommt, dass kleine Kinder nicht sprechen können – also nicht sagen können, was ihnen fehlt, wo es weh tut, was sich schlecht anfühlt. Wenn sie also weinen, schreien, unruhig sind oder sich ungewöhnlich verhalten und sich durch Nahrung, Schlaf oder Windelwechsel nicht beruhigen lassen, ist es wünschenswert, ihre Beweggründe zu verstehen und medizinische Gründe möglichst auszuschließen.
Sobald Eltern Handlungsbedarf sehen, sollen sie den Kinderarzt aufsuchen. Erst nach einer ärztlichen Abklärung können Hausmittel oder OTC-Arzneimittel eingesetzt werden, am besten nach Empfehlung und Rücksprache mit dem Kinderarzt als einzige Behandlung oder zur Unterstützung der ärztlichen Therapie.

Kleinkinder von 2–6 Jahren

Auch bei älteren Kindern über zwei Jahren muss der Verlauf jeder banalen Erkrankung beobachtet und bewertet werden, um kurzfristig zu reagieren und bei schlechtem Verlauf ärztliche Hilfe in Anspruch zu nehmen. In den Fällen, in denen eine Behandlung des Kindes möglich ist, ist eine besondere Arzneimittelauswahl notwendig, denn das ausgewählte Arzneimittel braucht die Zulassung für diese Patientengruppe. Schließlich gelten auch bei der Auswahl der Arzneiform besondere Auswahlkriterien. Je mehr Hintergrundwissen zu Erkrankungen im Kindesalter vorhanden ist, umso sicherer kann beraten, im Zweifelsfall eben auch sicher von einer Selbstbehandlung abgeraten werden.

In vielen Fällen wird eine Selbstbehandlung des Kindes die ärztliche Behandlung begleiten. Auch hier benötigen Apotheker und PTA in der Apotheke spezielle Informationen über besondere Beschwerdebilder im Kindesalter und die angemessene Therapie, um die Familienangehörigen in der Behandlung zu unterstützen. Häufig kommen Angehörige in die Apotheke, um im Gespräch erst abzuklären, ob eine Selbstmedikation für ihr Kind in Frage kommt oder nicht. An dieser Stelle können wir mit fundierten Fragen und Informationen Unsicherheiten beseitigen und die Entscheidung für einen Arztbesuch unterstützen.

Schulkinder von 6–12 Jahren

Je älter die Kinder, umso mehr ähnelt eine Entscheidung für oder gegen eine Selbstmedikation der bei Erwachsenen. Hier müssen besondere Zulassungen für diese Altersgruppe und besondere Dosierungen beachtet werden. Weitere Überlegungen ähneln denen der Kleinkinder.

Gerade bei kranken Schulkindern muss die mögliche Verbreitungsgefahr einer Infektion bedacht werden. Anstatt das Kind mit Arzneimitteln der Selbstmedikation wieder „fit für den Schulalltag“ zu machen, kann es besser sein, dass es zu Hause bleibt, um hier in Ruhe gesund zu werden und Schulkameraden nicht anzustecken.

Kinder und Jugendliche ab 12 Jahren

Ab zwölf Jahren entspricht die Therapie eines Kindes annähernd der eines Erwachsenen. Hier müssen jedoch im Einzelfall die Zulassungen der verwendeten Arzneimittel geprüft werden. So ist z. B. WICK MediNait Erkältungssirup mit Honig- und Kamillenaroma für Kinder ab zwölf Jahren zugelassen, während die alkoholhaltige Variante WICK MediNait Erkältungssirup für die Nacht erst ab 16 Jahren zugelassen ist. Die apothekenpflichtigen Triptane, Naratriptan und Almotriptan, sind wegen fehlender Daten nicht für Jugendliche unter 18 Jahren zugelassen. Acetylsalicylsäure darf in der Selbstmedikation wegen der Gefahr von unerwünschten Wirkungen nicht bei Kindern unter zwölf Jahren angewendet werden.

1.1.4 Arzneimittelanwendung bei Kindern

Die typischen einzeldosierten Arzneiformen wie Tabletten, Dragees oder Kapseln eignen sich nicht für Kinder, weil sie nicht oder nicht gut geschluckt werden können, so dass für Kinder besondere Arzneiformen zur Anwendung kommen. In vielen Fällen ist es hilfreich, besondere Anwendungshinweise zu den Kinderarzneiformen zu berücksichtigen.

Hartkapseln

In Individualrezepturen werden für Kinder oft Hartkapseln in entsprechend angepassten Dosierungen abgefüllt. Auch Probiotika stehen in Form von Hartkapseln zur Verfügung. Zur Anwendung bei Kindern sind diese Hartkapseln nicht dafür bestimmt, als Ganzes geschluckt zu werden, sondern dienen nur als Einzeldosisbehältnis. Zur Anwendung werden die Kapseln durch Auseinanderziehen der beiden Kapselhälften vorsichtig geöffnet und der Inhalt in etwas Flüssigkeit eingerührt. Die so entstandene Suspension wird dem Kind möglichst bald peroral verabreicht. Das erfolgt wie bei Arzneisäften oder -tropfen entweder mit einem Löffel oder einer Dosierspritze.

Lutschtabletten und Lutschpastillen

Die Anwendung von Lutschtabletten bzw. -pastillen erfordert, dass Kinder kontrolliert lutschen können. Die Entwicklung dieser Fähigkeit variiert von Kind zu Kind. Die meisten Lutschpräparate werden erst ab dem sechsten Lebensjahr eingesetzt. Wenn Kinder eine Lutschtablette zerbeißen, kann die lokale Wirkung nicht einsetzen, die Lutschtabletten sind unwirksam. Eine Gefahr besteht im versehentlichen Verschlucken. Wenn Kinder die Pastille als Ganzes herunterschlucken, kann sie die Atemwege verlegen und einen Erstickungsanfall hervorrufen. In diesem Fall wird in der Ersten Hilfe (seit 2005 in den Ausbildungsrichtlinien) für Kinder ab einem Jahr der Heimlich-Griff empfohlen (○ Abb. 1.2). Hierfür wird das Kind von hinten umgriffen, so dass die Hände verschränkt etwa in Magengegend aufliegen. Dann werden mit einem Ruck die Hände auf den Magen des Kindes gedrückt. Dieses Manöver wird mehrfach wiederholt, bis ein Husten ausgelöst wird, der den verschluckten Gegenstand wieder aus der Speiseröhre hinausbefördert. Bei kleineren Pastillen, die

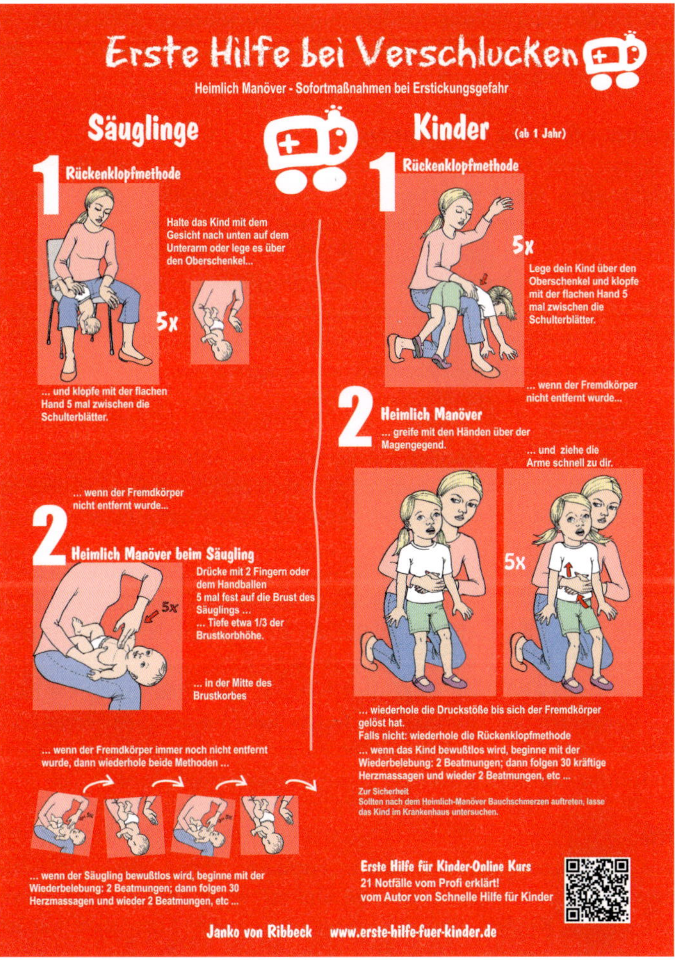

Abb. 1.2 Heimlich-Griff. Quelle: www.erste-hilfe-fuer-Kinder.de

nicht zu Atemnot führen, sondern nur einen schmerzhaften Druck im Brustraum auslösen, kann reichliche Flüssigkeitszufuhr das Auflösen der Pastille beschleunigen.

Nasentropfen und Nasensprays

Säuglinge und Kleinkinder bis zum zweiten Lebensjahr sollten nur Nasentropfen, keine Sprays erhalten. Bei der Anwendung von Nasenspray kann es zu reflektorischen Atemaussetzern kommen.
Nasentropfen sollten möglichst in liegender Position mit zurückgeneigtem Kopf in die Nase geträufelt werden. Die Pipette sollte in gedrücktem Zustand aus der Nase gezogen werden, damit das Sekret nicht eingesogen wird. Nach mehrerem Hin- und Herdrehen des Kopfes sollte der Patient sich aufsetzen und den Kopf nach vorne beugen.

Ohrentropfen

Kalte Ohrentropfen können Schmerzen oder Schwindel hervorrufen. Deshalb sollte das Fläschchen mit den Ohrentropfen vor der Anwendung mit der Hand umschlossen und somit auf Körpertemperatur erwärmt werden. Das Kind sollte beim Einbringen der Tropfen auf der nicht vom Schmerz betroffenen Seite liegen. Dazu zieht man die Ohrmuschel beim Säugling und Kleinkind nach hinten und unten, damit die Tropfen besser bis zum Grund des Gehörgangs fließen. Bei Kleinkindern werden zwei bis drei Tropfen in den Gehörgang getropft, dabei darf die Tropfpipette nicht in den Gehörgang eingeführt werden. Die Seitenlage sollte nach dem Eintropfen noch mindestens zwei, besser fünf Minuten beibehalten werden. Danach kann wieder auslaufende Flüssigkeit abgetupft werden. Der Gehörgang sollte jedoch nicht mit Watte verstopft werden.

Säfte

Viele Kinderarzneimittel werden in Form von Säften angeboten. Säfte und vor allem Kindersäfte sind süß und mit angenehmen Aromen versetzt, so dass Kinder diese Säfte gerne einnehmen. Arzneisäfte werden üblicherweise mit den der Saftflasche beiliegenden Dosierhilfen angewendet.

- Messlöffel dosieren ungenau: Ein voller Messlöffel ist wegen der Oberflächenspannung der viskosen Zuckerlösung ein Löffel „mit Berg“ und enthält mehr Volumen als beabsichtigt. Vorsicht Überdosierung!
- Vorsicht mit den Dosierangaben: ML soll Messlöffel heißen, kann aber als Milliliter missverstanden werden. Er enthält meistens 5 ml. Die Dosisangabe „Löffel“ kann zu Hause als Esslöffel (15 ml), Kinderlöffel (10 ml) oder Teelöffel (5 ml) interpretiert werden und zu Über- oder Unterdosierung führen.
- Volle Löffel werden bei der Hinführung zum Kindermund oft angestoßen, so dass Flüssigkeit verschüttet wird und eine Dosierungenauigkeit auftritt.
- Zur exakten Dosierung eignen sich am besten Dosierspritzen, die von den Kindern ausgesaugt werden können oder von den Eltern nach und nach in den Mund des Kindes entleert werden können. Hierbei besteht eine geringere Gefahr, Saft zu verschütten.
- Unwillige Kinder schlucken manchmal die Arzneisäfte nicht hinunter, sondern spucken sie wieder aus. In diesem Fall können Zäpfchen bevorzugt werden.
- Aufbrauchfristen der geöffneten Saftflaschen nach Herstellerangaben beachten.

Schmelztabletten

Bisher stehen nur wenige Arzneimittel in Form von Schmelztabletten zur Verfügung. Sie unterscheiden sich von normalen Tabletten dadurch, dass sie sich innerhalb weniger Sekunden im Speichel auflösen und die entstandene Suspension dann leicht geschluckt werden kann. Zur Verfügung stehen ibuprofenhaltige Schmelztabletten, zugelassen für Kinder ab sechs Jahren. Zu erwarten ist, dass für Kinder weitere orodispersible Tabletten oder Lyophilisate entwickelt werden, weil hier die Vorteile der hohen Dosiergenauigkeit und der einfachen Applikation zusammenkommen.

Tabletten

Das Schlucken von Tabletten ist erst bei älteren Kindern möglich. Die Dosierung von Tabletten ist meist auf die Erwachsenendosierung abgestimmt. In Ausnahmefällen sind Tabletten auch für Kinder zugelassen, z. B. Vitamin-D-Tabletten zur Rachitisprophylaxe für Kinder im ersten Lebensjahr. Diese Tabletten können in Wasser aufgelöst und möglichst bald nach Herstellung einer Suspension mit einem kleinen Plastiklöffel gegeben werden.

Tropfen

Tropfen können genau dosiert werden und als flüssige Arzneiform mithilfe eines Löffels oder einer Applikationsspritze gegeben werden.
Tropfen enthalten selten Geschmackskorrigenzien, schmecken also nicht süß oder aromatisiert, sondern evtl. scharf oder bitter. Deshalb ist es sinnvoll, die Tropfen mit Leitungswasser oder anderen in der Gebrauchsinformation des Arzneimittels aufgeführten geeigneten Flüssigkeiten zu verdünnen, damit sie leichter geschluckt werden können. Um den Nachgeschmack zu überdecken, sollte dem Kind nach der Einnahme ein geeignetes Lieblingsgetränk zum Nachtrinken angeboten werden.
Typische Beispiele für Arzneimittel in Tropfenform sind Antiallergika.

Zäpfchen (Suppositorien)

Zäpfchen sind die zuverlässigste Art, eine vorgesehene Dosierung sicher im Kinderkörper unterzubringen. Typische Beispiele sind Fieberzäpfchen mit Paracetamol oder Ibuprofen oder Zäpfchen gegen Übelkeit und Erbrechen. Das Einführen von Zäpfchen ist völlig schmerzlos und unbedenklich. Sorgen der Eltern, dem Kind mit der Gabe des Zäpfchens etwas Unangenehmes „anzutun“ sind unberechtigt. Zur Anwendung von Zäpfchen sind folgende Punkte zu bedenken:

- Bei Säuglingen und Kleinkindern müssen für die Gabe Hose und Windel ausgezogen werden. Das führt dazu, dass die Kinder Kälte erfahren, wobei sie sich unwohl fühlen und ihren Unmut durch Schreien äußern. Hier kann eine Rotlichtlampe helfen, den Wickelbereich warm zu halten.

- Zu kalte und harte Zäpfchen können als unangenehm erlebt werden und eventuell auch den Analbereich verletzen. Hier hilft es, das Zäpfchen vor dem Einführen kurz in warmes Wasser zu tauchen.
- Einige Kinder schaffen es, das Zäpfchen sofort nach dem Einführen wieder hinauszupressen. Das Zäpfchen bleibt besser hinter dem Schließmuskel, wenn es mit dem stumpfen Ende zuerst eingeführt wird.
- Kleinkinder und Kindergartenkinder erleben bereits Schamgefühle. Diese Gefühle müssen auch bei der Gabe von Zäpfchen respektiert werden. Evtl. kann zu diesem Zeitpunkt auf die Gabe von flüssigen Arzneiformen gewechselt werden.

2 Akne

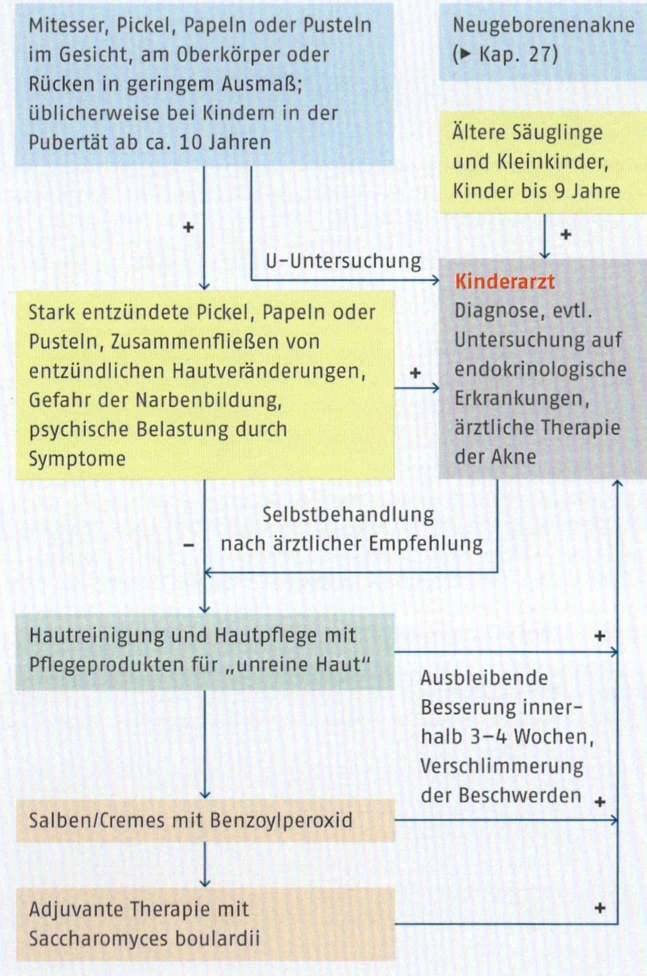
Mitesser, Pickel, Papeln oder Pusteln im Gesicht, am Oberkörper oder Rücken in geringem Ausmaß; üblicherweise bei Kindern in der Pubertät ab ca. 10 Jahren
Neugeborenenakne (▶ Kap. 27)
Ältere Säuglinge und Kleinkinder, Kinder bis 9 Jahre
+
U-Untersuchung
+
Kinderarzt
Diagnose, evtl. Untersuchung auf endokrinologische Erkrankungen, ärztliche Therapie der Akne
Stark entzündete Pickel, Papeln oder Pusteln, Zusammenfließen von entzündlichen Hautveränderungen, Gefahr der Narbenbildung, psychische Belastung durch Symptome
+
Selbstbehandlung nach ärztlicher Empfehlung
–
Hautreinigung und Hautpflege mit Pflegeprodukten für „unreine Haut“
+
Ausbleibende Besserung innerhalb 3–4 Wochen, Verschlimmerung der Beschwerden
+
Salben/Cremes mit Benzoylperoxid
Adjuvante Therapie mit Saccharomyces boulardii
+

2.1 Grundlagen

Hauterscheinungen der Akne (Acne vulgaris), typischerweise Mitesser, Pickel, Papeln, Pusteln, treten bei fast allen Jugendlichen ab Beginn der Pubertät (möglich schon ab dem neunten oder zehnten Lebensjahr) bis ins junge Erwachsenenalter auf. Ursachen sind hormonelle Veränderungen, hier vor allem die veränderte Talgproduktion der Haut. Bereits leichte Verlaufsformen können für die Jugendlichen psychisch belastend sein.

Auch bei Neugeborene können Knötchen ähnlich der Akne im Gesicht, vor allem im Bereich der Wangen und der Stirn, auftreten. Hier spricht man von Neugeborenenakne (▶Kap. 27). Gelegentlich tritt Akne auch bei älteren Säuglingen und Kleinkindern (Acne infantilis) auf.

Grenzen der Selbstmedikation

Ein Arztbesuch ist erforderlich

- bei älteren Säuglingen und Kleinkindern,
- bei Auftreten von entzündlichen Hautveränderungen,
- bei übermäßig starkem Auftreten, Gefahr von Narbenbildung und Kelloiden,
- bei psychischer Belastung unabhängig vom Schweregrad der Beschwerden,
- wenn Hautreinigung und -pflege mit geeigneten Pflegeprodukten nicht ausreichen, um die Akneerscheinungen zu reduzieren.

2.2 Hausmittel

Ernährung. Strenge Ernährungsvorschriften müssen nicht befolgt werden. Empfohlen wird eine gesunde Mischkost mit einem geringen Anteil an gesättigten Fettsäuren und Zucker.

2.3 Hautreinigung und Hautpflege

Basis der Behandlung ist eine schonende Hautreinigung zur Entfernung des überschüssigen Hautfetts. Dafür werden pH-neutrale alkalifreie Syndets oder Waschgele verwendet. Eine Nachreinigung und Tonisierung mit leicht alkoholischen Gesichtswässern kann unterstützend eingesetzt werden. Zusätzlich können je nach Verträglichkeit ca. einmal pro Woche klärende Waschpeelings mit Gelpartikeln oder α-Hydroxysäuren eingesetzt werden. Bei Bedarf können zur Hautpflege mattierende Feuchtigkeitscremes verwendet werden.

- Syndet (Dermowas® Compact, Sulfoderm, Eubos®, Sebamed®)
- Gesichtspflegeserien für unreine Haut (Avène Cleanance, Eucerin® DermoPure, La Roche Posay Effaclar, Vichy Normaderm)

2.4 Benzoylperoxid

Benzoylperoxid (BPO) ist in der leitliniengerechten Therapie nicht das Mittel der ersten Wahl. Bei milden Formen der Akne würde ein Arzt als Erstes topische Retinoide (z. B. Adapalen, Isotretinoin – Rp!) oder Azelainsäure (Rp) verordnen. Erst bei stärkerer Ausprägung kommt eine Verordnung oder Empfehlung von Benzoylperoxid (BPO) in Frage, auch wenn es als einziges Aknemittel nur apothekenpflichtig ist. Es wirkt durch Freisetzung von atomarem Sauerstoff desinfizierend, aber auch hautreizend und bleichend. Wegen möglicher Hautreizungen sollten im Gesicht nur niedrig (bis zu 3 %) dosierte Mittel verwendet werden. Auf dem Rücken können höhere Konzentrationen mit 5–10 %igem BPO eingesetzt werden. Die Anwendung erfolgt ein- bis zweimal täglich.
Achtung: BPO wirkt bleichend. Das betrifft Haare, Augenbrauen und Wimpern, aber auch vor allem Kleidungsstücke, Waschlappen, Handtücher und Kopfkissen, die mit dem Mittel in Kontakt kommen.

- Benzoylperoxid (Aknefug® Oxid Mild 3 %/5 %/10 % Gel, Cordes® BPO 3 %/5 %/10 % Gel)

2.5 Probiotische Therapie

Mikroorganismen werden zur unterstützenden Therapie bei chronischen Akneformen eingenommen.

- Saccharomyces boulardii (Perenterol® 50 mg/forte 250 mg Kapseln, Eubiol® Hartkapseln – ohne Altersbeschränkung; Yomogi® Kapseln – für Ki. ab 2 J.)

2.6 Alternative Therapie

Zugelassen bei übermäßiger Talgproduktion sind z. B. Akne-Kapseln von WALA (für Ki. ab 10 J.).

Hintergrundinformationen

Acne vulgaris. Je nach Verlaufsformen der Akne spricht der Mediziner von Acne comedonica, A. papulopustulosa, A. conglobata, A. fulminans oder A. inversa. Schwere Verlaufsformen können zu irreversibler Narben- und Kelloidbildung führen. In den meisten Fällen sind Hormonveränderungen in der Pubertät Ursache für das Auftreten von Akne. Es gibt aber auch eine Reihe von exogenen Faktoren, die als Ursache in Frage kommen. Bei der sog. Mallorca-Akne sind es die Kombination aus Lipiden oder Emulgatoren aus fetthaltigen Sonnenschutzmitteln und UV-Bestrahlung. Zusätzlich können Kosmetika (komedogene Substanzen), Arzneistoffe (Lithium, Corticosteroide), Überdosen von Vitaminen (B_6, B_{12}, D2) oder Kontaktgifte (Chlor, Teer) Akne-ähnliche Hauterscheinungen verursachen.

Infantile Akne (Acne infantilis). Sobald Aknesymptome vorzeitig, d. h. vor Pubertätsbeginn, auftreten, ist innerhalb von wenigen Tagen ein Kinderarzt aufzusuchen. Mögliche Ursachen können hier endokrinologische Erkrankungen sein, die ursächlich behandelt werden müssen.

Neugeborenenakne (Acne neonatorum). Bei Säuglingen bis zur vierten Lebenswoche treten häufig milienartige, nicht-entzündliche Hautknötchen im Wangen- und Stirnbereich auf (▸Kap. 27). Wahrscheinlicher Auslöser sind hier von der Mutter über die Plazenta übertragene Androgene. Diese Hauterscheinungen bilden sich von selbst zurück.

3 Atopisches Ekzem

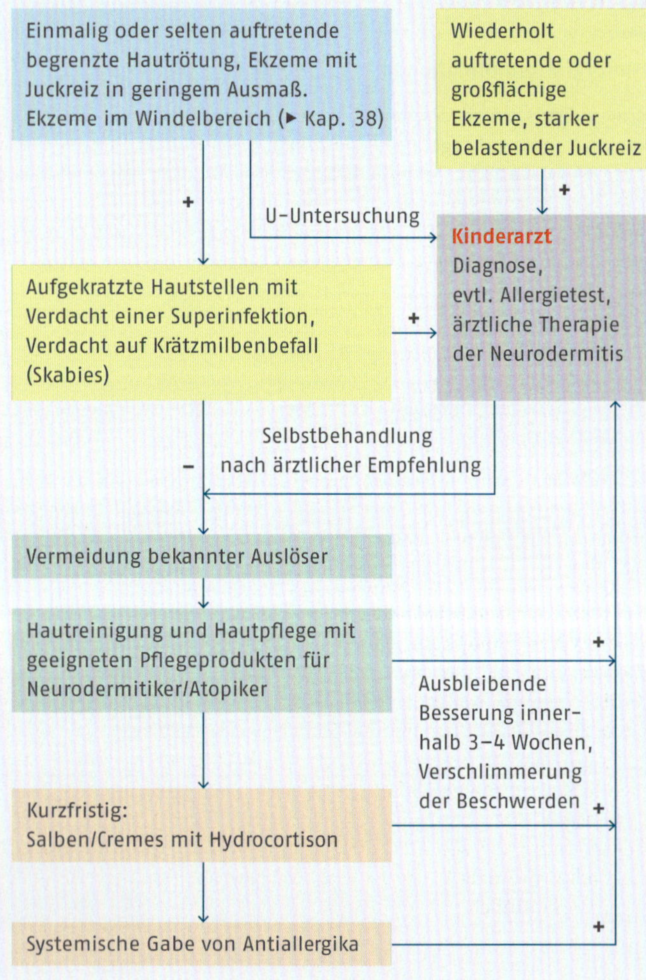

3.1 Grundlagen

Syn. Endogenes Ekzem, Neurodermitis. Häufige Hauterkrankung bei Kindern mit dem Hauptsymptom Juckreiz und einer zunächst lokal begrenzten Hautrötung. Nach einiger Zeit bilden sich stark juckende Bläschen, die leicht platzen und nässen. Typisch für das atopische Ekzem ist der chronisch-rezidivierende Verlauf. Grundlage ist oft eine genetische bedingte Atopie, also eine Neigung zu allergischer Überempfindlichkeit, oft auch auf vegetative und psychische Einflüsse. Äußere Auslöser für Neurodermitis-Schübe können Infekte oder Impfungen sein, lokale unspezifische Irritationen (Schwitzen, Überwärmung, falsche Hautpflege, kratzende Kleidungsstücke) oder Allergien.

Grenzen der Selbstmedikation

Ein Besuch beim Kinderarzt ist notwendig

- bei Ekzemen im Windelbereich (▶ Kap. 38),
- bei wiederholtem Auftreten von Hautekzemen,
- bei großflächigen Ekzemen,
- bei aufgekratzten Ekzemen mit der Gefahr einer Superinfektion,
- bei Verdacht auf Skabies (Krätzemilbenbefall).

3.2 Hautpflege

Wichtigste Grundlage der Behandlung ist eine gute Hautpflege. Je nach Hautzustand wird mit mehr oder weniger fettenden Cremes behandelt. Vorsicht: Überfettung kann wiederum zu einem verstärkten Schwitzen und einer Verschlechterung des Hautzustands führen. Im Allgemeinen sind die üblichen Basiscremes gut geeignet. Harnstoffhaltige Cremes (5–10 % Urea) werden im akuten Zustand wegen Hautbrennen schlecht vertragen. Typische Atopikerprodukte enthalten oft lokalanästhetisch wirkende Substanzen und lokale Antiseptika, um Infektionen beim Kratzen vermeiden.

- Basiscremes: Basiscreme DAC, Dermatop® Basiscreme/Basissalbe/Fettsalbe; Neribas® Creme/Salbe/Fettcreme; Linola® Creme/Fett Crème/Hautmilch

- Basiscreme speziell bei Neurodermitis: Optiderm® Creme/Fettcreme/ Lotion; Linola® plus Creme/Hautmilch
- Avène: XeraCalm A.D Rückfettendes Reinigungsöl/Creme/Balsam; Cicalfate Akutpflege-Lotion
- Eucerin®: AtopiControl Akutpflege Creme; AtopiControl Anti-Juckreiz Spray – für Ki. ab 3 J.
- La Roche Posay: Lipikar Baume AP+ Körperbalsam
- Dermasence: Vitop forte/Polaneth Lotion/Adtop Creme

3.3 Hydrocortison

Im akuten Entzündungszustand können corticoidhaltige Cremes oder Lotionen sinnvoll sein. Anwendung immer möglichst kurz über wenige Tage und so selten wie möglich (maximal zweimal täglich dünn auftragen). Nicht im Gesicht, nicht auf Schleimhäuten (im Genital- oder Analbereich), nicht zwischen den Fingern oder Zehen anwenden – erhöhte Resorption. Für Kinder unter sechs Jahren nur nach ärztlicher Verordnung.

- Hydrocortison (Ebenol® 0,25/0,5 % Creme oder 0,5 % Spray; Linola® Akut 0,5 % Creme; Soventol® HydroCort, FeniHydrocort Creme – für Ki. ab 6 J.)

3.4 H_1-Antihistaminika

Lokale Anwendung beim atopischen Ekzem ohne Wirkung. Bei systemischer Anwendung Wirkung der älteren Antihistaminika wahrscheinlich hauptsächlich durch Sedierung. Moderne Antihistaminika wie Loratadin, Cetirizin ohne Wirksamkeitsnachweis. Anwendung nur in akuten Fällen zur Nacht. Dosierung beachten, bei Überdosierung zentrale Nebenwirkungen möglich.

- Dimetinden (Fenistil® Tropfen – für Ki. ab 1 J.)
- Clemastin (Tavegil® Tabletten – für Ki. ab 6 J.)

3.5 Alternative Therapie

Zugelassen zur Behandlung von entzündlichen Hauterkrankungen mit Juckreiz, wie Ekzeme oder Neurodermitis, sind z. B. Halicar® Creme und

Halicar® Salbe N, Dermaplant® Salbe und Ekzevowen Derma Creme sowie Silicea colloidalis comp. Hautgel von WALA.

Hintergrundinformationen

Kontaktekzem. Bei Auftreten von lokal begrenzten Ekzemen kann ein Kontaktekzem vorliegen. Der wiederholte direkte Kontakt mit einem Kontaktallergen führt zu einer Allergieinduktion. Bei erneutem Kontakt kommt es zu lokal begrenztem starken Juckreiz und der Bildung von nässenden Bläschen. Bei Kindern eher selten, aber möglich, z. B. durch Nickel (in Modeschmuck oder Hosenknöpfen). Hier kann meist der Auslöser leicht ermittelt und vermieden werden.

Skabies. Papeln, gerötete Flecken oder Pusteln im Bereich der Beugeseiten an Handgelenken, in der Genitalregion, in den Fingerzwischenräumen, bei Säuglingen auch im Gesicht, bei Kleinkindern am Rumpf oder in den Handflächen können durch einen Krätzemilbenbefall ausgelöst sein. Weibliche Krätzemilben bohren Gänge in die Epidermis und legen ihre Eier unter Haut ab. Die Diagnostik erfolgt mikroskopisch; eine ärztliche Behandlung der Betroffenen und aller Kontaktpersonen ist zwingend erforderlich.

Allergietestung. Eine routinemäßige Allergietestung ist unnötig. Häufig werden Lebensmittel für den Hautzustand verantwortlich gemacht. In den meisten Fällen ist nach Auslassversuch und Provokation keine Änderung des Hautzustands nachweisbar. In einigen Fällen kann ein Zusammenhang mit dem Kontakt mit Hühner- oder Milcheiweiß, bei größeren Kindern mit Weizen, Soja, Nüssen, Hausstaubmilben oder Pollen gefunden werden.

Atopieprophylaxe. Zur Atopieprävention gibt es eine Leitlinie der Arbeitsgemeinschaft der Wissenschaftlichen Medizinischen Fachgesellschaften (AWMF). Bei familiärer Häufung von Allergien oder früh auftretenden Atopiezeichen kann die Allergieentwicklung durch einige Maßnahmen statistisch gesichert beeinflusst werden:

- Säuglinge sollten in den ersten vier bis sechs Lebensmonaten ausschließlich gestillt werden, bei Flaschenfütterung kommt HA-Milch mit hydrolysierten Eiweißen zum Einsatz. Auf Beikost oder Zufüttern von Milch- oder Sojanahrung soll verzichtet werden;
- Einführung von Beikost nach dem vollendeten vierten bis sechsten Lebensmonat, möglichst ohne unnötige Zusätze wie Gewürze;
- auf Rauchen verzichten, das Kind keinem Zigarettenrauch aussetzen;
- Schimmelbelastung in der Wohnung verhindern;
- Vermeidung von Übergewicht.

4 Bauchschmerzen

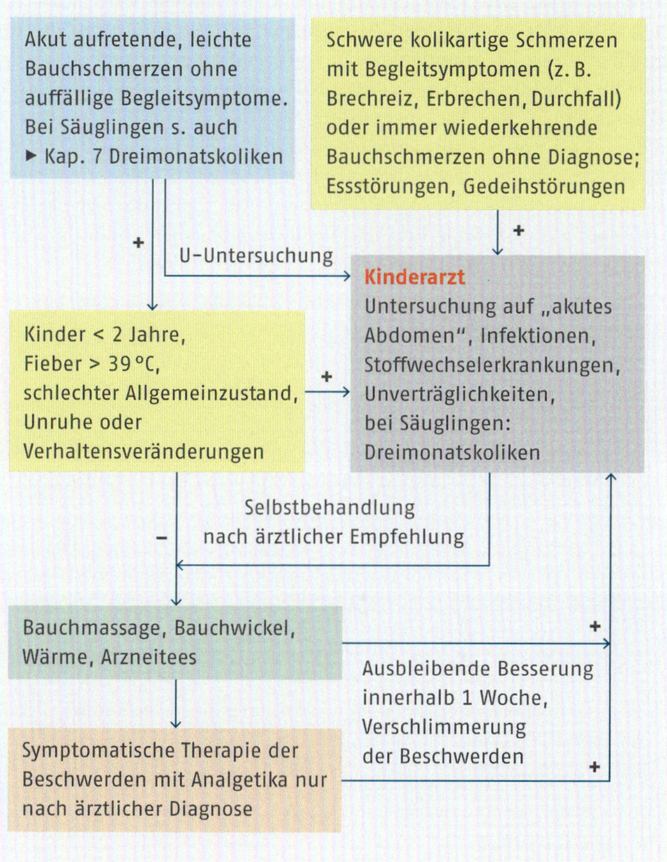

4.1 Grundlagen

Bauchschmerzen sind ein Leitsymptom, das sehr häufig von Kindern benannt wird. Die Einschätzung der Dringlichkeit einer ärztlichen Behandlung ist nur in guter Zusammenarbeit mit Kind und Elternteil durchzuführen. Kleinkinder können ihr Unwohlsein oft nicht genau artikulieren oder lokalisieren, so dass alle Empfindungen von „Unwohlsein" zu der Aussage „Bauchschmerzen" führen können. Durch Nahrungsumstellung und Entwicklungsvorgänge kommt es bei Kindern immer wieder phasenweise zu Verdauungsproblemen, oft mit Koliken und Meteorismus. Typisch sind die sog. Dreimonatskoliken und die Nabelkoliken. Aber auch akute schwere Erkrankungen (Blinddarmentzündung, Darmverschluss, Infektion) können zu Leibschmerzen führen.

Grenzen der Selbstmedikation

Ein sofortiger Arztbesuch ist erforderlich bei akuten Bauchschmerzen in Kombination mit:

- schlechtem Allgemeinzustand,
- schweren kolikartigen Schmerzen, oft mit Abwehrspannung der Bauchdecke,
- aufgeblähtem Bauch ohne Abgang von Blähungen und ausbleibendem Stuhlgang,
- Brechreiz oder Erbrechen,
- blutigem Erbrechen oder Blut im Stuhl,
- Fieber > 39 °C,
- beschleunigtem Herzschlag, schwachem Puls, trockener Zunge,
- Unruhe oder Verhaltensveränderungen

und bei immer wieder kehrenden, rezidivierenden Leibschmerzen, vor allem mit

- Gedeihstörungen.

4.2 Hausmittel

Bei typischen Bauchschmerzen mit und ohne Hinweis auf eine schwere Erkrankung ist es wichtig, dem Kind zu zeigen, dass man seine Beschwerden ernst nimmt.

Linderung durch körperliche Berührung. Oft lindert bereits ein Streicheln oder sanftes Massieren des Bauchs die Beschwerden. Es sollte darauf geachtet werden, dass das Massieren als angenehm empfunden wird. Alle Schmerzen durch zu starken Druck oder Berühren besonders empfindlicher Körperstellen sind zu vermeiden. Bei Schmerzen im Darmbereich hilft eine Massage im Uhrzeigersinn entlang der Darmpassage, um die natürliche Darmbewegung zu unterstützen und evtl. Gasabgänge zu erleichtern. Zur Unterstützung sind warme Öle, z. B. mit Lavendelzusatz geeignet. Lavendelöl 10 % von Weleda ist als Spasmolytikum zugelassen.

- Neutrale Hautöle (Mandelöl, Johanniskrautöl)
- Hautöle oder Einreibungen mit beruhigenden ätherischen Ölen (Lavendelöl 10 % Weleda, WICK BabyBalsam – ab 6 Mon., Mischungen mit Fenchelöl, Weleda Baby-Bäuchleinöl)

Wärme. Wenn Wärme als angenehm empfunden wird, kann eine Wärmflasche oder ein Kirschkernkissen hilfreich sein. Auch die Anwendung von feuchter Wärme mit Umschlägen oder Wickel hat sich bewährt.

- Wärmflasche, Kirschkernkissen
- Bauchwickel mit Kümmel oder Kamille

Bauchwickel

Für einen Bauchwickel übergießt man etwa einen Esslöffel Kamillenblüten oder Kümmelfrüchte mit einem halben Liter frisch abgekochten Wasser, lässt den Aufguss abgedeckt ca. zehn Minuten ziehen und seiht ihn dann ab. Man tränkt ein sauberes Leintuch, z. B. Geschirrtuch oder Stoffwindel, als Innentuch mit dem leicht abgekühlten Aufguss. Vorsicht: Die Flüssigkeit darf nicht zu heiß sein!

Zur Sicherheit kann das Bett mit einem Schutz versehen werden, damit keine Feuchtigkeit in die Matratze zieht, z. B. eine Bettschutzeinlage oder ein dickes Frotteehandtuch.

Der Innenwickel wird faltenfrei um den Bauch gewickelt. Darum herum wird ein Frotteehandtuch angelegt. Schließlich kann eine Wolldecke als Außenwickel um das Kind geschlungen werden. Danach wird das Kind gut zugedeckt. Es sollte sich bei dieser Prozedur wohl fühlen und nicht allein gelassen werden. Der Wickel kann einmal oder mehrmals täglich angelegt werden und 15 bis 30 Minuten anliegen, so lange es für das Kind angenehm ist. Danach ist für eine Ruhezeit von mindestens 15 Minuten zu sorgen.

Ernährung. Das Kind darf essen, worauf es Appetit hat. Empfehlenswert sind leicht verdauliche, warme Speisen, wie z. B. Gemüsesuppen, Kartoffelbrei, Hühnerbrühe oder warmer Haferbrei.

Arzneitees. Die Kombination aus Wärme und spasmolytischer, karminativer Wirkung ergibt sich beim Trinken entsprechender Arzneitees. Verwendet werden vor allem Fenchel oder Kombinationen von Fenchel, Anis und Kümmel mit blähungstreibender Wirkung, Pfefferminzblätter mit spasmolytischer Wirkung, Kamillenblüten mit antientzündlicher und spasmolytischer Wirkung.

- Kamillenblüten, Zitronenverbene, süßer Fenchel, Lindenblüten, Melissenblätter, Pfefferminzblätter (Sidroga® Bio Säuglings- und Kindertee)
- Fenchel (Sidroga® Bio Kinder-Fencheltee)
- Extrakte aus Anis, Fenchel, Kümmel (Sidroga® Bäuchlein Bär®)

4.3 Analgetika

Bei starken Schmerzen können zur systemischen Schmerzlinderung bei Kindern Paracetamol (ohne Altersbeschränkung) oder Ibuprofen (zugelassen für Kinder ab sechs Monaten) eingesetzt werden. Bei dem Symptom Bauchschmerzen sollte jedoch keine Behandlung ohne vorherige Diagnose des Arztes erfolgen. Zur genauen Dosierung s. Fieber (▸ Kap. 12).

- Paracetamol
  - 75 mg (ben-u-ron® 75 mg Zäpfchen – für Ki. bis 6 Mon.)
  - 125 mg (ben-u-ron® 125 mg Zäpfchen, Paracetamol-Generika – für Ki. von 6–24 Mon.)

  - 250 mg (ben-u-ron® 250 mg Zäpfchen, Paracetamol-Generika – für Ki. von 2–8 J.)
  - 500 mg (Paracetamol-ratiopharm® 500 mg Zäpfchen – für Ki. ab 8 J.)
  - Saft (ben-u-ron® Saft, Paracetamol-ratiopharm® Lösung – ohne Altersbeschränkung)
- Ibuprofen
  - 75 mg (ib-u-ron® 75 mg Zäpfchen, Nurofen® Junior 60 mg Zäpfchen – für Ki. von 8 Mon.–2 J.)
  - 150 mg (ib-u-ron® 150 mg Zäpfchen, Nurofen® Junior 125 mg Zäpfchen – für Ki. von 3–9 J.)
  - Saft (Ibuprofen-Generika 2 % Saft – für Ki. ab 6 Mon.; Ibuprofen-Generika 4 % Saft – für Ki. ab 6 J.)

4.4 Spasmolytika

Bei krampfartigen Beschwerden der Verdauungsorgane ist kein chemischer Wirkstoff zur Behandlung von Kindern zugelassen. Ein homöopathisches Präparat (Spascupreel® S Zäpchen – für Kinder ab zwei Jahren) steht als Zäpfchen zur Verfügung.

Hintergrundinformationen

Akutes Abdomen. Akute Baucherkrankungen mit plötzlich einsetzendem lebensbedrohlichem Zustand, begleitet von heftigen lokalen oder allgemeinen Reaktionen werden „akutes Abdomen" genannt. Hier sind sofortige ärztliche Diagnose und Therapie erforderlich. Eine der häufigsten Ursachen ist hier die akute Blinddarmentzündung (Appendizitis), die immer mit dem Risiko des Blinddarmdurchbruchs verbunden ist. Aber auch Gastroenteritiden, Darmverschluss, Nieren- und Harnwegsentzündungen sind möglich. Je nach Alter des Kindes verändern sich die typischen Diagnosen.

Dreimonatskoliken (Trimenonkoliken). Bei akuten Bauchschmerzen von jungen Säuglingen bei gutem Allgemeinzustand und fehlenden Begleitsymptomen ist es eine Ausschlussdiagnose (▶ Kap. 7).

Abdominalmigräne. Rezidivierend auftretende Nabelkoliken bei größeren Kindern, die nach einiger Zeit wieder verschwinden und kein Krankheitsgefühl hinterlassen, werden heute als Abdominalmigräne bezeichnet. Es besteht eine familiäre Häufung. Im späteren Leben scheint eine vegetative Empfindlichkeit bestehen zu bleiben. Als Erwachsene leiden die Patienten häufig unter Migräne. Auch hier handelt es sich um eine Ausschlussdiagnose. Bei wiederholtem Auftreten der Schmerzattacken sind die Kinder gut zu beobachten und bei jeder Abweichung vom typischen Verlauf ist ein Arztbesuch anzuraten, um keine anderen Ursachen für die Bauchschmerzen zu übersehen. Die typischen Beschwerden verschwinden in der Regel vor der Pubertät.

Wurmerkrankungen. Typische Symptome einer Infektion mit Spulwürmern (**Askariasis**) sind Nabelkoliken mit Übelkeit. Die Eier von Spulwürmer (Ascaris lumbricoides) haften an mit Fäkalien gedüngtem Gemüse. Zur Vermeidung einer Infektion sollte jedes Gemüse gründlich gewaschen oder blanchiert werden. Eine Behandlung erfolgt in ärztlicher Therapie mit Pyrviniumhemiembonat (Molevac® Dragees, Suspension).

Die häufigste Bandwurminfektion bei Kindern erfolgt durch den Rinderbandwurm (**Taeniasis**). Typische Beschwerden sind Bauchschmerzen, evtl. Gewichtsverlust, Heißhunger und Muskelschmerzen. Ursache ist hier der Genuss von rohem Rindfleisch. Die Behandlung erfolgt durch den Arzt mit Niclosamid (Yomesan® 500 mg Kautabletten).

5 Blähungen

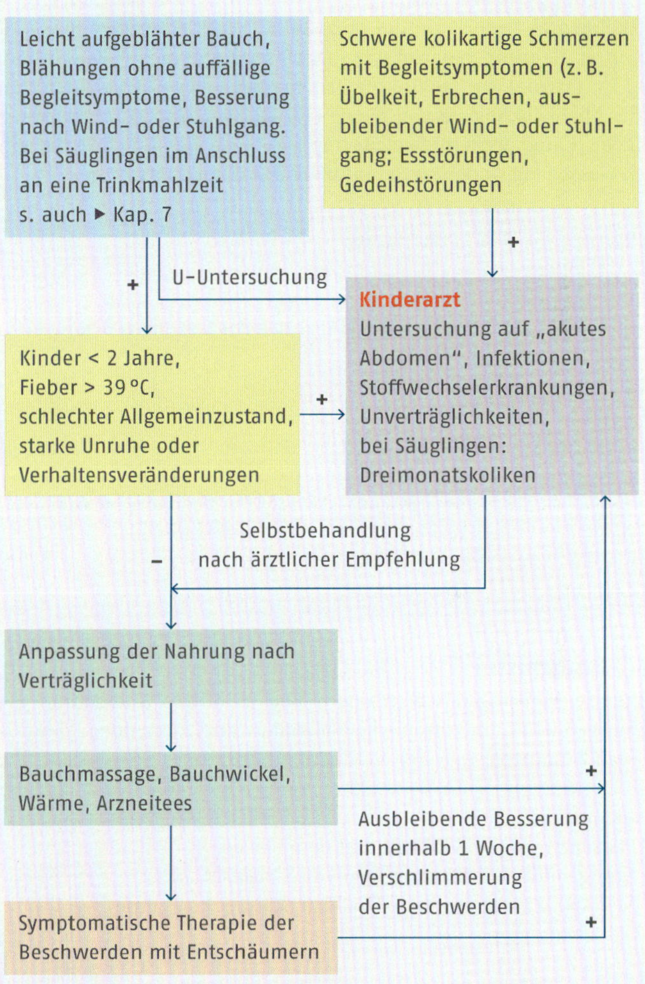
Leicht aufgeblähter Bauch, Blähungen ohne auffällige Begleitsymptome, Besserung nach Wind- oder Stuhlgang. Bei Säuglingen im Anschluss an eine Trinkmahlzeit s. auch ▶ Kap. 7
Schwere kolikartige Schmerzen mit Begleitsymptomen (z. B. Übelkeit, Erbrechen, ausbleibender Wind- oder Stuhlgang; Essstörungen, Gedeihstörungen
+
+
U-Untersuchung
Kinderarzt
Untersuchung auf „akutes Abdomen", Infektionen, Stoffwechselerkrankungen, Unverträglichkeiten, bei Säuglingen: Dreimonatskoliken
Kinder < 2 Jahre, Fieber > 39 °C, schlechter Allgemeinzustand, starke Unruhe oder Verhaltensveränderungen
+
–
Selbstbehandlung nach ärztlicher Empfehlung
Anpassung der Nahrung nach Verträglichkeit
Bauchmassage, Bauchwickel, Wärme, Arzneitees
+
Ausbleibende Besserung innerhalb 1 Woche, Verschlimmerung der Beschwerden
+
Symptomatische Therapie der Beschwerden mit Entschäumern

5.1 Grundlagen

Auch Kinder können unter Blähungen (Flatulenz, Meteorismus) leiden. Bei Säuglingen im Alter von wenigen Monaten spricht man von Dreimonatskoliken (▸ Kap. 7). Kinder ab zwei Jahren können in Abhängigkeit von ihrer Nahrung genauso wie Erwachsene übermäßige Gasansammlung im Darm, Druckgefühl im Bauchraum, einen aufgeblähten Bauch und schließlich Abgang von manchmal übelriechenden Blähungen entwickeln. Ohne weitere Begleitsymptome und bei Beschwerdefreiheit nach Gasabgang sind diese Symptome ohne Krankheitswert.

Grenzen der Selbstmedikation

Ein sofortiger Arztbesuch ist erforderlich bei akut aufgeblähtem Bauch

- mit schweren kolikartigen Schmerzen,
- ohne Abgang von Blähungen und ausbleibendem Stuhlgang,
- mit Brechreiz oder Erbrechen,
- mit blutigem Erbrechen oder Blut im Stuhl,
- mit Fieber > 39 °C,
- mit beschleunigtem Herzschlag, schwachem Puls, trockener Zunge,
- mit Unruhe oder Verhaltensveränderungen

und bei immer wieder kehrenden, rezidivierenden Leibschmerzen, vor allem mit

- schlechtem Allgemeinzustand,
- Gedeihstörungen.

5.2 Hausmittel

Blähende Nahrungsmittel meiden. Die wichtigste Maßnahme gegen Blähungen ist es, unverträgliche Nahrungsmittel zu meiden. Denn Blähungen treten in Folge der Verdauung bestimmter Speisen auf. Diese können individuell unterschiedlich sein. Als generell blähende Nahrungsmittel gelten

- Hülsenfrüchte, wie Erbsen, Bohnen, Linsen,
- Kohlgemüse, wie Wirsing, Weißkohl, Sellerie,
- Milch und Milchprodukte (Joghurt, Käse, Schlagsahne),

- Vollkornprodukte, frisches Brot, Hefeteig,
- Zwiebeln, Porree und Knoblauch.

Linderung durch körperliche Berührung. Oft lindert bereits ein Streicheln oder sanftes Massieren des Bauchs die Beschwerden. Es sollte darauf geachtet werden, dass das Massieren als angenehm empfunden wird. Alle Schmerzen durch zu starken Druck oder Berühren besonders empfindlicher Körperstellen sind zu vermeiden. Bei Schmerzen im Darmbereich hilft eine Massage im Uhrzeigersinn entlang der Darmpassage, um die natürliche Darmbewegung zu unterstützen und mögliche Gasabgänge zu erleichtern. Zur Unterstützung sind warme Öle, z. B. mit Lavendelzusatz geeignet. Lavendelöl 10 % Weleda ist als Spasmolytikum zugelassen.

- Neutrale Hautöle (Mandelöl, Johanniskrautöl)
- Hautöle oder Einreibungen mit beruhigenden ätherischen Ölen (Lavendelöl 10 % Weleda, WICK BabyBalsam – ab 6 Mon.)

Arzneitees. Die Kombination aus Wärme und spasmolytischer, karminativer Wirkung ergibt sich beim Trinken entsprechender Arzneitees. Verwendet werden vor allem Fenchel oder Kombinationen von Fenchel, Anis und Kümmel mit blähungstreibender Wirkung, Pfefferminzblätter mit spasmolytischer Wirkung, Kamillenblüten mit antientzündlicher und spasmolytischer Wirkung.

- Kamillenblüten, Zitronenverbene, süßer Fenchel, Lindenblüten, Melissenblätter, Pfefferminzblätter (Sidroga® Bio Säuglings- und Kindertee)
- Fenchel (Sidroga® Bio Kinder-Fencheltee)
- Extrakte aus Anis, Fenchel, Kümmel (Sidroga® Bäuchlein Bär®)

5.3 Entschäumer

Entschäumer wirken rein physikalisch durch eine Veränderung der Oberflächenspannung der Gasblasen. Dadurch vermindert es die Gasbildung. Es kommt zum Auflösen der Gasblasen in kleine Bläschen, die ungehindert abgehen können. Simeticon ist chemisch inert und wird unverändert mit dem Stuhl ausgeschieden.

Die Dosierung ist altersabhängig. Für Säuglinge werden 20–40 mg Simeticon pro Milchmahlzeit, bei Kindern und Jugendlichen bis 14 Jahre 40–80 mg Simeticon drei- bis viermal täglich empfohlen.

- Simeticon (Sab Simplex® Susp. – ohne Beschränkung; Lefax® Pump-Liquid, Suspension mit 41,2 mg/ml Simeticon – ohne Beschränkung)

5.4 Alternative Therapie

Zugelassen zur „Harmonisierung der Empfindungsorganisation im Stoffwechselsystem bei Verdauungsschwäche mit Blähungen und Neigung zu Bauchkrämpfen sowie damit zusammenhängenden Unruhezuständen und Schlafstörungen" sind WALA Carum carvi Kinderzäpfchen und Carum carvi comp. Säuglingszäpfchen. Zur Behandlung von Meteorismus zugelassen sind Bellilin® Tabletten, zur unterstützenden Behandlung von Entzündungen der Verdauungsorgane mit dyspeptischen Beschwerden (leichte krampfartige Magen-Darm-Beschwerden wie Völlegefühl, Blähungen) Flatulini® Streukügelchen für Säuglinge, Kleinkinder, Kinder, Jugendliche und Erwachsene.

Hintergrundinformationen

Unverträglichkeiten. Bei anhaltenden Beschwerden liegen manchmal individuelle Unverträglichkeiten vor. Bei Gedeihstörungen ist an eine Allergie oder Unverträglichkeit des Kindes gegenüber Fremdeiweißen zu denken.

Dreimonatskoliken. Bei Säuglingen in den ersten Lebensmonaten häufig sind sog. Dreimonatskoliken (Trimenonkoliken, ▶ Kap. 7). Obwohl die Symptome stark sein können, haben sie bei Ausschluss von Differenzialdiagnosen keinen Krankheitswert.

6 Blutergüsse

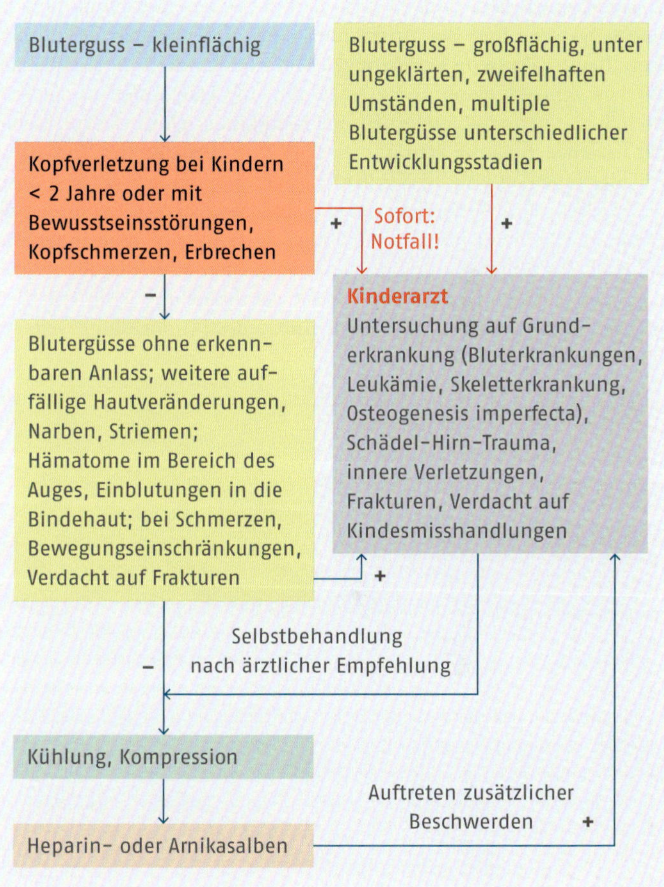

6.1 Grundlagen

Ein Bluterguss (Hämatom) ist Zeichen einer stumpfen Verletzung. Durch ein Trauma, z. B. Sturz oder Schlag, kommt es zu einer Einblutung ins Weichteilgewebe und der Ausbildung eines sog. „blauen Flecks" oder einer „Beule". Typische Verletzungen von Kleinkindern im Krabbelalter zwischen zehn Monaten und zwei Jahren sind Hämatome an der Stirn durch Stürze beim Laufen lernen. Bei Kleinkindern bis ins Grundschulalter finden sich häufig Schrammen und Blutergüsse an der Vorderseite der Unterschenkel und an den Knien. Die Einblutung zeigt sich durch eine Wölbung und Erhärtung des Weichteilgewebes. Zu Beginn ist der betroffene Hautbereich meist hell-rötlich verfärbt, die Farbe ändert sich bald nach der Blutgerinnung im Gewebe zu einem dunklen Rot, Violett oder Blau („blauer Fleck"). Im Verlauf der Abheilung kann die Farbe unter der Haut verlaufen und durch Abbau des Hämoglobins weiter zu Braun- und Gelbtönen wechseln.

Grenzen der Selbstmedikation

Ein Kinderarztbesuch ist notwendig

- bei Auftreten von Blutergüssen ohne erkennbaren Anlass (hämorrhagische Diathese, Erkrankungen des Blutes),
- bei auffälligen Hautveränderungen, Narben, Striemen, Abdruck von Gegenständen auf der Haut, Hämatomen in unterschiedlichen Entwicklungszuständen (Zeichen von Misshandlung),
- bei Hämatomen im Bereich des Auges, Einblutungen in die Bindehaut,
- bei Kopfverletzungen, generell bei Kindern unter zwei Jahren und bei Bewusstseinsstörungen oder Bewusstlosigkeit,
- bei Kopfverletzungen, auch bei älteren Kindern, vor allem mit Begleitsymptomen wie Blässe, Übelkeit, Schwindel, Erbrechen, Kopfschmerzen (Schädelprellung), retrograder oder anterograder Amnesie, Bewusstseinsstörungen (Schädel-Hirn-Trauma),
- bei Hämatomen im Bereich des Brustkorbs oder Rückens,
- bei Begleitsymptomen, Schmerzen, Bewegungseinschränkungen, Verdacht auf Frakturen.

6.2 Hausmittel

Kühlen der betroffenen Hautstelle. Kühlen bewirkt eine Verengung der Blutgefäße und verringert die Ausbreitung eines Blutergusses. Je nach Bedarf können Eiswürfel, kalte und feuchte Tücher, Kühlpacks oder Eisspray verwendet werden. Bei den Kühlpacks unterscheidet man Kälte-Speicher-Gelkissen, die ins Eisfach gelegt werden und dadurch heruntergekühlt werden, und Kälte-Sofort-Kompressen, die bei Gebrauch aktiviert werden und sich durch eine endotherme Reaktion abkühlen. Kühlgelkissen aus dem Eisfach dürfen nicht direkt auf die Haut aufgelegt werden, sondern sollten in dünne Tücher gehüllt aufgelegt werden, um ein Erfrieren der oberen Hautschichten zu vermeiden. Kälte-Sofort-Kompressen sind nur zum einmaligen Gebrauch geeignet und können ca. 15 Minuten lang Kälte liefern.

- Kühlgelkissen (Cold Hot Pack, WEPA Kalt & Warm Kompresse, Coolike® coolPack)
- Kälte-Sofort-Kompresse (WEPA Kälte-Sofort-Kompresse)
- Eisspray (EisSpray-ratiopharm® Spray, Sportslife® Eis Spray Akut, Allgäuer Latschen Kiefer® Mobil Eisspray akut)

Kompression. Um eine Blutstillung zu erreichen und ein großflächiges Auslaufen eines verletzten Blutgefäßes zu verhindern, kann auf die entsprechende Stelle Druck ausgeübt werden. Am besten nutzt man eine Kältekompresse oder ein kaltes, feuchtes Tuch und presst sie mit der flachen Hand auf die Haut. Die Kompression sollte ca. fünf Minuten aufrecht erhalten bleiben. Sie darf keine Schmerzen verursachen und muss als angenehm empfunden werden.

6.3 Heparin

Zur unterstützenden Behandlung bei stumpfen Verletzungen, Prellungen und Blutergüssen. Heparinsalben oder -gele werden zwei- bis dreimal täglich auf die betroffenen Hautstellen aufgetragen. Sie wirken abschwellend und können evtl. Blutergüsse schneller auflösen. Vorsicht: Nicht auf offene Hautverletzungen auftragen.

- Heparin (Heparin-ratiopharm® 30 000 Salbe, Heparin 30 000 I.E. Heumann Creme – ohne Altersbegrenzung)

6.4 Arnika

Arnikablüten-Tinktur wird äußerlich bei Blutergüssen, Verstauchungen, Prellungen, Quetschungen in Form von Umschlägen oder in Salben angewendet. Zu beachten ist die Allergisierungsgefahr. Nicht anwenden bei Allergie gegen Korbblütler.

- Arnikablüten-Tinktur (Arnikatinktur Hetterich – für Ki. ab 12 J., Arnika-Salbe 30 % Weleda – für Ki. ab 6 J.)

6.5 Alternative Therapie

Weit verbreitet ist die Gabe von Arnica-Globuli bei Kindern zur Verhinderung oder Behandlung von Schwellungen und Blutergüssen.

Hintergrundinformationen

Schädel-Hirn-Trauma. Einteilung je nach Schweregrad in Schädelprellung, Commotio, Contusio und Compressio cerebri. Bei Auftreten von Bewusstseinsstörungen in Folge der Kopfverletzung, vegetativen Symptomen wie Blässe, Übelkeit, Schwindel, Kopfschmerzen, neurologischen Symptomen und/oder Kreislauffunktionsstörungen ist zwingend eine ärztliche Untersuchung und Überwachung des Verlaufs notwendig.

Kindesmisshandlungen. Blutergüsse können auch Hinweis auf eine Kindesmisshandlung sein (○ Abb. 6.1). Auf der einen Seite werden Kindesmisshandlungen oft lange übersehen, weil niemand daran denkt oder sich nicht einmischen will, auf der anderen Seite muss mit dem Verdacht auf Misshandlung auch extrem vorsichtig umgegangen werden, weil bewegungsorientierte Kinder häufig stürzen und auch Grunderkrankungen des Kindes wie Bluterkrankungen oder Skeletterkrankungen, z. B. Osteogenesis imperfecta, häufige Verletzungen des Kindes mit sich bringen können. Typische Verletzungen von Schlägen sind Hämatome im Bereich der Wangen oder Ohren als Folge von „Ohrfeigen", am oberen Rücken, Gesäß oder im Bereich der Oberschenkel. Auffällig kann auch das Nebeneinander alter und neuer Hämatome sein. In keinem Fall darf ein Misshandlungsverdacht ausgesprochen werden. Es sollte ein Kinderarztbesuch empfohlen werden, damit hier ein professionelles Vorgehen erfolgen kann.

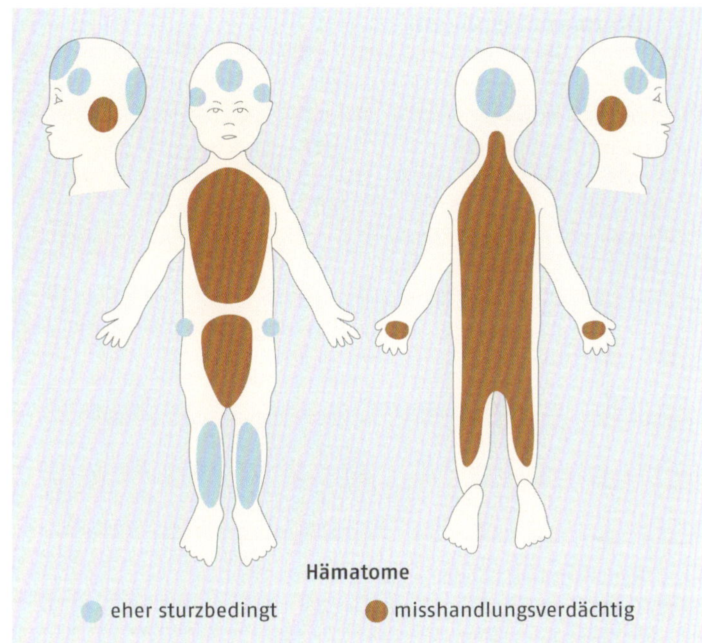

Abb. 6.1 Typische Stellen für Hämatome nach Misshandlung. Quelle: Bayerisches Staatsministerium für Arbeit und Sozialordnung, Familie und Frauen: Gewalt gegen Kinder und Jugendliche – Erkennen und Handeln, www.aerzteleitfaden.bayern.de

7 Dreimonatskoliken

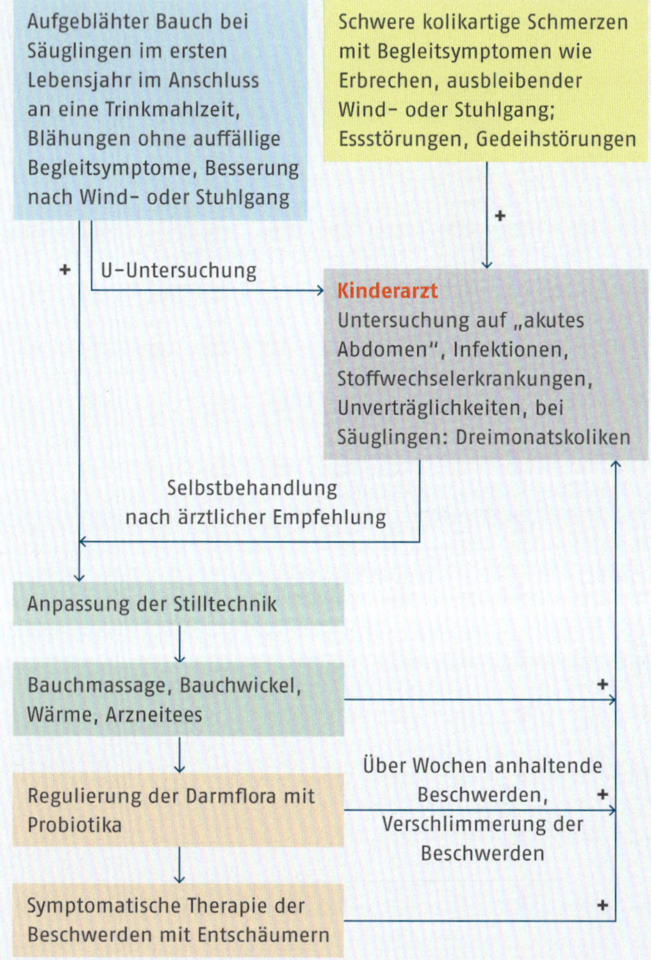

7.1 Grundlagen

Säuglinge können in den ersten Lebensmonaten unter sog. Dreimonatskoliken (Trimenonkoliken) leiden. Regelmäßig nach den Milchmahlzeiten beginnen sie zu schreien, sie ziehen die Beine an den Leib und verkrampfen die Hände. Dabei können sie blass werden und schwitzen. Der Unterleib ist hart und aufgebläht. Dieser Zustand dauert, bis der Säugling einen Wind- oder Stuhlabgang erfährt. Danach entspannt er sich sichtbar und schläft meist ein. Ursache dafür ist die beim hastigen Trinken geschluckte Luft.

Grenzen der Selbstmedikation

Ein sofortiger Arztbesuch ist erforderlich bei erstmalig auftretenden akuten Bauchschmerzen bei Säuglingen zur Abklärung anderer Ursachen für diese heftigen Koliken.

Erst nach ärztlicher Diagnose bzw. Ausschluss anderer Erkrankungen kann eine Selbstbehandlung nach ärztlicher Empfehlung durchgeführt werden.

Vorsicht ist geboten vor allem bei:

- schlechtem Allgemeinzustand, Gedeihstörungen,
- aufgeblähtem Bauch ohne Abgang von Blähungen und ausbleibendem Stuhlgang,
- Brechreiz oder Erbrechen,
- blutigem Erbrechen oder Blut im Stuhl.

7.2 Hausmittel

Säuglingsfütterung. Als Ursache sieht man die beim hastigen Trinken geschluckte Luft. Beim Stillen sollten immer wieder Pausen eingelegt werden, in denen das Kind senkrecht an die Schulter angelegt, vorsichtig auf und ab bewegt und evtl. auf den Rücken geklopft wird. Dabei steigt die geschluckte Luft im Magen nach oben und kann aufgestoßen werden, sodass sie im Darm keine Probleme mehr machen kann.

Bei der Verfütterung mithilfe von Flaschen ist darauf zu achten, dass das Saugerloch nicht zu groß ist. Bei frisch aufgeschüttelten Milchnahrungen sollte der Schaum sich vor der Verfütterung erst absetzen.

Linderung durch körperliche Berührung. Oft lindert bereits ein Streicheln oder sanftes Massieren des Bauchs die Beschwerden. Es sollte darauf geachtet werden, dass das Massieren als angenehm empfunden wird. Alle Schmerzen durch zu starken Druck oder Berühren besonders empfindlicher Körperstellen sind zu vermeiden. Bei Schmerzen im Darmbereich hilft eine Massage im Uhrzeigersinn entlang der Darmpassage, um die natürliche Darmbewegung zu unterstützen und mögliche Gasabgänge zu erleichtern. Zur Unterstützung sind warme Öle, z. B. mit Lavendelzusatz geeignet. Lavendelöl 10 % Weleda ist als Spasmolytikum zugelassen.

- Neutrale Hautöle (Mandelöl, Johanniskrautöl)
- Hautöle oder Einreibungen mit beruhigenden etherischen Ölen (Lavendelöl 10 % Weleda, WICK BabyBalsam – ab 6 Mon.)

Arzneitees. Die Kombination aus Wärme und spasmolytischer, karminativer Wirkung ergibt sich beim Trinken entsprechender Arzneitees. Verwendet werden vor allem Fenchel oder Kombinationen von Fenchel, Anis und Kümmel mit blähungstreibender Wirkung.

- Fenchel (Sidroga® Bio Kinder-Fencheltee)
- Extrakte aus Anis, Fenchel, Kümmel (Sidroga® Bäuchlein Bär®)

7.3 Entschäumer

Bei immer wiederkehrenden Koliken kann zusätzlich zu jeder Milchmahlzeit der Entschäumer Simeticon gegeben werden. Er wirkt rein physikalisch durch eine Veränderung der Oberflächenspannung der Gaströpfchen. Es kommt zum Zerkleinern der Gaströpfchen und zu einem ungehinderten Abgang. Simeticon ist chemisch inert und wird unverändert mit dem Stuhl ausgeschieden.

Die Dosierung beträgt bei sab simplex® z. B. 15 Tropfen, bei Lefax® Pump-Liquid ein bis zwei Hübe zu jeder Milchmahlzeit. Die Tropfen können auf einen Löffel, in zusätzlich angebotene Trinkflüssigkeit wie Tee oder in das zu verfütternde Milchfläschchen gegeben werden.

- Simeticon (sab simplex®, 69,19 mg/ml Suspension zum Einnehmen – ohne Beschränkung; Lefax® Pump-Liquid, Suspension mit 41,2 mg/ml Simeticon – ohne Beschränkung)

7.4 Probiotika

Probiotika, z. B. Lactobazillen, können zum Aufbau und Erhalt einer physiologischen Darmflora beitragen.

- Lactobacillus reuteri (BiGaia® probiotische Tropfen)

Hintergrundinformationen

Bei anhaltenden Beschwerden trotz optimaler Fütterungstechnik liegen manchmal individuelle **Unverträglichkeiten** vor in Bezug auf Nahrungsmittel, die die Mutter zu sich nimmt. Diese werden zum Teil über die Milch weitergegeben. Die Mutter sollte z. B. auf scharf gewürzte Speisen und Knoblauch verzichten und eine milde Gemüsekost ohne blähende Gemüsesorten vorziehen. Bei Gedeihstörungen ist an eine Allergie oder Unverträglichkeit des Kindes gegenüber Fremdeiweißen zu denken.

8 Durchfall

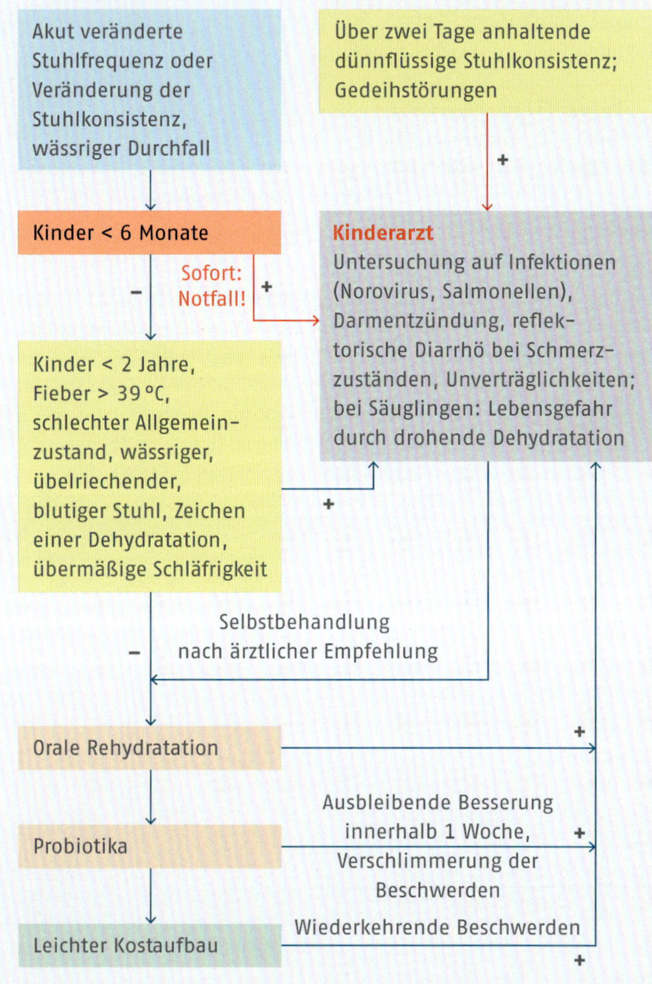
Akut veränderte Stuhlfrequenz oder Veränderung der Stuhlkonsistenz, wässriger Durchfall
Über zwei Tage anhaltende dünnflüssige Stuhlkonsistenz; Gedeihstörungen
+
Kinder < 6 Monate
Sofort: Notfall!
+
–
Kinderarzt
Untersuchung auf Infektionen (Norovirus, Salmonellen), Darmentzündung, reflektorische Diarrhö bei Schmerzzuständen, Unverträglichkeiten; bei Säuglingen: Lebensgefahr durch drohende Dehydratation
Kinder < 2 Jahre, Fieber > 39 °C, schlechter Allgemeinzustand, wässriger, übelriechender, blutiger Stuhl, Zeichen einer Dehydratation, übermäßige Schläfrigkeit
+
Selbstbehandlung nach ärztlicher Empfehlung
–
Orale Rehydratation
+
Probiotika
Ausbleibende Besserung innerhalb 1 Woche, Verschlimmerung der Beschwerden
+
Leichter Kostaufbau
Wiederkehrende Beschwerden
+

8.1 Grundlagen

Von Durchfall (Diarrhö) spricht man bei einer Erhöhung der Stuhlfrequenz und/oder einer Verminderung der Stuhlkonsistenz bzw. Erhöhung der Gesamtstuhlmenge.
Die durchschnittliche Stuhlmenge ist bei Kindern im Verhältnis zu Erwachsenen größer. Sie beträgt 5–10 g/kg KG/d; im Vergleich bei Erwachsenen 100–200 g/d.
Ursache für eine akute Durchfallerkrankung sind meist Viren (Noro-, Rota-, Adenoviren) oder Bakterien (E. coli, Salmonellen, Campylobacter), seltener Nahrungsmittelintoxikationen, pseudomembranöse Enterokolitis (nach Antibiose) oder Nahrungsmittelunverträglichkeiten.

Grenzen der Selbstmedikation

Ein Arztbesuch ist erforderlich bei

- Durchfall in den ersten sechs Lebensmonaten; hier ist ein sofortiger Arztbesuch erforderlich, außerhalb der Sprechzeiten ein Besuch in der Kinderklinik,
- dünnflüssigem, übel-riechenden Stuhl, Fieber (> 39 °C) oder Blut im Stuhl,
- Anzeichen einer Dehydratation: schläfriger oder unruhiger Allgemeinzustand, eingesunkene Augen, dunkle Augenringe, trockene Schleimhäute, herabgesetzter Hautturgor, Hautfalten verstreichen verlangsamt,
- über zwei Tage anhaltendem Durchfall.

8.2 Orale Rehydratation

Die wichtigste Maßnahme zur Verhinderung oder Beseitigung einer Dehydratation ist die Zufuhr isoosmolarer Flüssigkeit (Orale Rehydratationslösung, ORL). Sie enthält ein Gemisch aus Elektrolyten und Zucker in einem Mischungsverhältnis, in dem die einzelnen Bestandteile vom Körper optimal aufgenommen werden können. Durch den Zucker werden die Salze verstärkt aufgenommen, durch das enthaltene Citrat wird das Stoffwechselgleichgewicht im Körper zwischen sauer und basisch aufrechterhalten. Dadurch können Salzverluste, die bei akutem Durchfall entstehen, wieder ausgeglichen werden. Bei der Aufnahme der Salze aus dem Darm in den Organismus folgt den Salzen auch Wasser, wodurch zusätzlich den z. T. massiven Flüssigkeitsverlusten bei einer Durchfallerkrankung entgegengewirkt werden kann.

Empfohlen ist die Gabe von 30–80 ml/kg KG ORL innerhalb von drei bis vier Stunden in kleinen Portionen. Bei Aufnahmeverweigerung oder gleichzeitigem Erbrechen ist die stationäre Versorgung notwendig, um die ORL per nasogastraler Sonde oder bei schwerer Dehydratation intravenös zu verabreichen.

Ein Beutel des Trinkgranulats wird in 200 ml Trinkwasser aufgelöst. Die Dosierung für Säuglinge und Kleinkinder beträgt drei bis fünf Beutel in 24 Stunden, für Kinder je ein Beutel nach jedem Stuhlgang. Zur besseren Akzeptanz gibt es z. B. Oralpädon in verschiedenen Geschmacksrichtungen, z. B. Oralpädon® 240 Apfel-Banane/Erdbeere/Neutral Pulver zur Herstellung einer Lösung zum Einnehmen; InfectoDiarrstop® LGG® in neutral, Banane und Kirsch.

- Dinatriumhydrogencitrat, Glucose, Kaliumchlorid, Natriumchlorid (Oralpädon® 240, InfectoDiarrstop® LGG®)

8.3 Probiotika

Die Gabe von Probiotika (z. B. Lactobacillus GG) kann die Durchfalldauer verkürzen, insbesondere bei Rotavirusinfektionen und wässrigen Durchfällen. Es gibt auch Hinweise auf einen präventiven Effekt. Die Schleimhäute des Menschen sind in gesundem Zustand mit verschiedenen Bakterienarten besiedelt. Milchsäurebakterien, dazu gehört auch der Lactobazillus, zählen zu den wichtigsten Bewohnern des Dünndarmbereichs. Indem sie Milchsäure bilden, entsteht ein leicht saures Milieu im Darm, das die Ausbreitung unerwünschter Krankheitserreger behindert. Zudem stimulieren sie das Immunsystem. Milchsäurebakterien finden bei Infektionen der Schleimhäute, vor allem im Darmbereich, Einsatz, z. B. bei Durchfall oder Darmträgheit.

Die Wirksamkeit von Saccharomyces boulardii, der sog. Arzneihefe, wird mit einer Bindung von pathogenen Keimen und Wiederherstellung der gesunden Darmflora erklärt. Darüber hinaus soll sie den Flüssigkeitsverlust verringern. Ein Nachweis der Wirksamkeit liegt vor allem bei antibiotika-assoziiertem Durchfall vor.

Die zur Verfügung stehenden probiotischen Hartkapseln müssen nicht als Ganzes geschluckt, sondern können geöffnet werden. Der Inhalt wird in etwas Flüssigkeit eingerührt, wodurch eine trinkfertige Suspension entsteht (▸ Kap. 1.1.4).

- Lactobacillus rhamnosus GG (InfectoDiarrstop® LGG® Mono Beutel)
- Saccharomyces boulardii (Eubiol® Hartkapseln, Yomogi®, Kaps., Perenterol® Junior 250 mg Pulver – für Ki. ab 2 J.)

8.4 Pektine

Pektine sind lösliche Ballaststoffe, die in der Lage sind, Flüssigkeit im Darm zu binden. Sie können in Form von Lebensmitteln als geriebener Apfel, Möhrenbrei, Haferkleie oder in Form von Arzneimitteln unterstützend eingesetzt werden.

- Pektin, Kamillenblütenfluidextrakt (Diarrhoesan® Saft – für Ki. ab 2 J.)

8.5 Andere Antidiarrhoika

Andere Antidiarrhoika kommen in der Selbstmedikation von Kindern nicht zur Anwendung. Motilitätshemmer wie Loperamid (z. B. Lopedium® akut bei akutem Durchfall, 2 mg Hartkapseln) sind bei Kindern unter zwölf Jahren in der Selbstmedikation kontraindiziert, bei Kindern zwischen zwei und acht Jahren nur nach ärztlicher Verordnung einsetzbar. Racecadotril (z. B. Tiorfan® 100 mg Hartkapseln) ist für den Einsatz bei Säuglingen, Kindern und Jugendlichen verschreibungspflichtig. Tanninalbuminat plus Ethacridinlactat (Tannacomp® 500 mg/50 mg Filmtabletten) ist für Kinder ab fünf Jahren zugelassen, Studien zur Belegung eines Nutzens liegen jedoch nicht vor.

- Tanninalbuminat, Ethacridinlactat (Tannacomp® 500 mg/50 mg Filmtabletten – für Ki. ab 5 J.)

8.6 Hausmittel

Ernährung und Flüssigkeitszufuhr. Die wichtigste Maßnahme zur Verhinderung einer Dehydratation ist die Rehydratation, also eine Zufuhr von isoosmolarer Flüssigkeit (▸ Kap. 8.2).

Cave: Ungeeignet sind entgegen aller allgemeinen Ratschläge Cola oder Apfelsaft. Wegen der zu hohen Osmolarität führen diese Getränke zu einer Verstärkung der Diarrhö. Ebenfalls nicht geeignet sind Wasser und Tee zur Rehydratation. Sie können wegen der zu niedrigen Osmolarität zu einer Hyponatriämie führen.
Es sollte möglichst nicht lange auf Nahrung verzichtet werden. Ein frühzeitiger Beginn der normalen Nahrungsaufnahme ist für die Ausheilung der infektiös verursachten Schleimhautläsionen wichtig. Gestillte Kinder werden von Beginn des Durchfalls an weiter nach Belieben gestillt. Nicht-gestillte Kinder erhalten weiter ihre gewohnte Säuglingsmilch. Ein Wechsel sollte vermieden werden. Reisschleim wird wegen der potenziellen allergischen Sensibilisierung in diesem Alter nicht mehr empfohlen.
Kleinkinder erhalten altersgemäße, möglichst fettfreie Nahrungsmittel mit komplexen Kohlenhydraten wie Reis, Kartoffeln, Zwieback, Toastbrot, Haferflocken, Bananen. Nach zwei bis fünf Tagen sollte die Ernährung auf normale Kost umgestellt werden.

Hygiene. Eine gründliche Hygiene kann die Verbreitung einer Infektion reduzieren. Dafür sollten vor allem die Hände des betroffenen Kindes und der pflegenden Person regelmäßig gründlich mit Seife gewaschen werden. Beruhigungs- und Trinksauger sollten sterilisiert oder ausgewechselt werden. Eine gründliche Reinigung und Desinfektion gilt auch für alle Gegenstände, die mit Erbrochenem in Kontakt gekommen sind.

Eine viruzide Desinfektion mit geeigneten Antiseptika kann unterstützend eingesetzt werden. Auf entsprechend empfohlene Einwirkzeiten ist zu achten. Das Händedesinfektionsmittel wird unverdünnt in die trockenen Hände eingerieben, dabei ist darauf zu achten, dass alle Hautpartien erfasst werden. Besonderes Augenmerk soll auf Fingerkuppen und Daumen gerichtet werden. Die Hände müssen während der gesamten Einreibezeit feucht gehalten werden. Gegen Noroviren ist eine Einwirkzeit von einer Minute empfohlen.

- Händedesinfektion (Manorapid Synergy Händedesinfektionsmittel, Softa Man acute Lösung, Sterillium® Virugard Lösung),

- Flächendesinfektion (Incidin perfekt Flächendes. Nachfüll. m. Dosiersp. Konz., Aldasan® 2 000, Kohrsolin® FF, Perform Wischdesinfektion Granulat, Bacillol AF Lösung).

8.7 Alternative Therapie

Geeignete Präparate stehen nicht zur Verfügung und sollten bei akutem Durchfall nicht eingesetzt werden.

Hintergrundinformationen

Normaler Stuhlgang eines Säuglings. Die Zahl der täglichen Stuhlgänge unterscheidet sich von Kind zu Kind. Im ersten Lebensjahr können drei (bis sechs oder mehr) Stuhlgänge pro Tag auftreten, nach einigen Wochen vielleicht nur noch ein Stuhlgang in drei Tagen. In den ersten Tagen kann der Kot grünlich erscheinen, der Kot eines gestillten Kindes ist meist hellgelb gefärbt, klebrig oder cremig-dünn. Ein ungewöhnlich entfärbter Stuhl kann allerdings auch Hinweis auf eine Gallengangsatresie sein, die innerhalb der ersten sechs Lebenswochen operiert werden muss. Zur Beurteilung der Stuhlfarbe gibt es Farbskalen für ein neonatales Cholestase-Screening.

Der Stuhlgang eines Babys, das mit Flaschenmilch gefüttert wird, ist meist häufiger, fester und dunkler als der eines gestillten Kindes. Bei jeder Einführung einer neuen Speise ändert sich der Stuhl. Solange es dem Kind dabei gut geht, ist dies kein Grund zur Sorge.

Alter. Bei Neugeborenen und Säuglingen ist ein Durchfall eine schwerwiegende Störung (Cave: Notfall!). Durch die hohe Wasserausscheidung kann es in kurzer Zeit zu Zeichen der Dehydratation bis hin zum Kreislaufversagen kommen.

Schwerwiegende Beschwerden. Stark dünnflüssige, übel-riechende, blutige Stühle in Begleitung von Fieber können Zeichen für bakterielle Gastroenteritiden sein, die entsprechend antibiotisch behandelt werden müssen.

Dauer der Durchfallerkrankung. Die häufigsten Durchfallerkrankungen sind selbstlimitierend und bessern sich innerhalb von 24 Stunden nach Ausscheidung der infektiösen Erreger. Bei anhaltenden Durchfällen muss eine weitere Diagnostik erfolgen.

Norovirus-Infektion. Bei meist abrupt einsetzendem Erbrechen und anschließend einsetzendem Durchfall kann es sich um eine Norovirus-Infektion handeln. Sie ist innerhalb weniger Tage selbstlimitierend und wird mit oraler Rehydratation und evtl. Probiotika-Gabe therapiert. Komplikationen wie Exsikkose und Elektrolytentgleisung bestehen vor allem bei Säuglingen und Kleinkindern. Das Problem besteht in der extremen Ansteckungsgefahr, meist durch Schmierinfektionen, aber auch eine aerogene Infektion ist möglich. Höchste Hygienestandards sind einzuhalten, d. h. Desinfektion der Badezimmereinrichtung, Händedesinfektion mit viruziden Antiseptika, Mundschutz, Einmalwaschlappen und -handtücher verwenden. Kinder müssen Gemeinschaftseinrichtungen fernbleiben.

Nahrungsmittelunverträglichkeiten. Angeborene Unverträglichkeiten gegenüber Nahrungsbestandteilen oder Stoffwechselspeicherkrankheiten werden entweder im Neugeborenenscreening oder durch frühzeitiges Auftreten massiver akuter Beschwerden im Säuglingsalter aufgedeckt. Andere Beschwerdebilder können sich mit der Zeit entwickeln und treten erst mit dem Füttern von Beikost auf.

Bei 30–50 % der Weltbevölkerung wird nach dem dritten Lebensjahr (wie bei allen Säugetieren) die Laktaseaktivität heruntergeregelt. So entwickelt sich eine **Laktoseintoleranz**. Nach Aufnahme größerer Milchmengen kommt es bei Betroffenen zu wässrigen Durchfällen, Blähungen und Bauchkrämpfen. Je nach Verträglichkeit lernen die Betroffenen, Milchprodukte zu meiden. Joghurt und Käse werden meist besser vertragen als Frischmilch. Relativ häufig zeigt sich die Laktoseintoleranz als Begleitsymptom anderer Darmerkrankungen, aber auch im Anschluss an eine Gastroenteritis kann es durch Läsionen der Dünndarmmukosa zu einem sekundären Laktasemangel kommen. Dieser verschwindet allerdings mit zunehmender Abheilung im Fall der Gatroenteritis wieder.

Selten können sich auch Saccharoseintoleranz oder Fructosemalabsorption zeigen. Die daraus resultierenden schweren Beschwerden (wässrige oder schaumige, übelriechende Durchfälle, Bauchkrämpfe, Gedeihstörungen) lassen sich durch eine Ernährungsanpassung mildern.
Die häufigste Ursache für eine Malabsorption im Kindesalter ist die **Zöliakie**, einer Unverträglichkeit auf Eiweißbestandteile aus Weizen, Roggen, Hafer und Gerste. Chronische Durchfälle und Gedeihstörungen nach der Einführung einer getreidehaltigen Beikost (im achten bis 24. Lebensmonat) sind typische Symptome.

Colitis ulcerosa und Morbus Crohn. Mit einer Inzidenz von jeweils 5 : 100.000 eher seltene Erkrankungen. Eine familiäre Häufung spricht für eine genetische Prädisposition. Schwerwiegende, schwere Symptome wie wiederholtes Auftreten von unklaren Bauchkrämpfen, Durchfälle mit Blut- und Schleimbeimengungen, rezidivierende Abszesse v. a. im Genitalbereich, Fieber, Gewichtsverlust, Wachstumsstillstand.

Durchfälle nach Antibiotikagabe. Durchfälle nach der Gabe eines Antibiotikums sind nahezu unvermeidlich, denn ein Breitbandantibiotikum wie Amoxicillin wirkt nicht nur gegen die pathogenen Keime einer akuten Infektion, sondern auch gegen die physiologische Darmflora. Dadurch kommt es zu leichten Stuhlveränderungen, die sich innerhalb weniger Tagen nach der Antibiose wieder normalisieren. Vorbeugend können Probiotika eingenommen werden. Dabei gibt es vor allem zu Saccharomyces boulardii eine gute Evidenz zur Behandlung einer antibiotika-assoziierten Diarrhö. Bei starkem, evtl. sogar blutigem Durchfall oder starken, krampfartigen Bauchschmerzen muss selbstverständlich dringend ein Arztbesuch erfolgen, um das Kind auf pseudomembranöse Colitis zu untersuchen. Bei dieser Diagnose muss das Antibiotikum sofort abgesetzt werden und das Kind meist stationär weiter behandelt werden.

Reflektorische Diarrhö. Bei Schmerzen kann es immer auch zu reflektorischer Diarrhö kommen. Hier muss nicht der Durchfall, sondern die Grunderkrankung diagnostiziert und behandelt werden, z. B. Blinddarmentzündung (Appendizitis), Blasenentzündung (Cystitis), aber auch Mittelohrentzündung (Otitis media).

9 Erbrechen

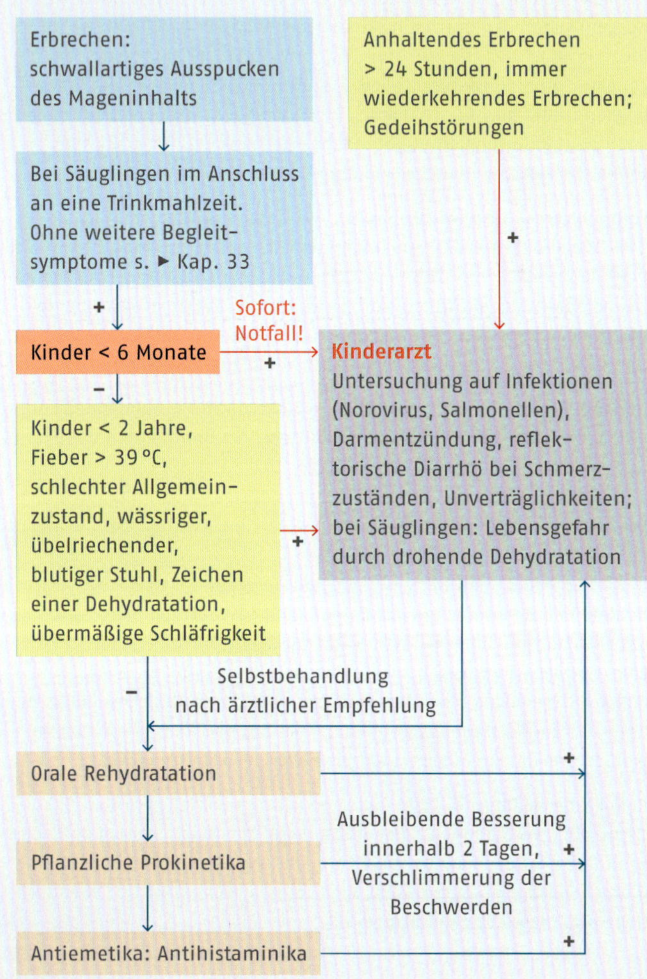
Erbrechen:
schwallartiges Ausspucken
des Mageninhalts
Bei Säuglingen im Anschluss
an eine Trinkmahlzeit.
Ohne weitere Begleit-
symptome s. ► Kap. 33
+
Kinder < 6 Monate
Sofort:
Notfall!
+
–
Kinder < 2 Jahre,
Fieber > 39 °C,
schlechter Allgemein-
zustand, wässriger,
übelriechender,
blutiger Stuhl, Zeichen
einer Dehydratation,
übermäßige Schläfrigkeit
+
Anhaltendes Erbrechen
> 24 Stunden, immer
wiederkehrendes Erbrechen;
Gedeihstörungen
+
Kinderarzt
Untersuchung auf Infektionen
(Norovirus, Salmonellen),
Darmentzündung, reflek-
torische Diarrhö bei Schmerz-
zuständen, Unverträglichkeiten;
bei Säuglingen: Lebensgefahr
durch drohende Dehydratation
–
Selbstbehandlung
nach ärztlicher Empfehlung
Orale Rehydratation
+
Pflanzliche Prokinetika
Ausbleibende Besserung
innerhalb 2 Tagen,
Verschlimmerung der
Beschwerden
+
Antiemetika: Antihistaminika
+

9.1 Grundlagen

Erbrechen (Vomitus, Emesis) ist die schwallartige Entleerung des Magen- oder Speiseröhreninhaltes (Chymus) entgegen der natürlichen Richtung durch die Speiseröhre und den Mund. Erbrechen ist ein natürlicher Reflex zur Vermeidung von Vergiftungen bei der Nahrungsaufnahme. Es beginnt meist mit Übelkeit und einem unguten Gefühl in der Magengegend – von Kindern oft nur als „Bauchschmerzen" bezeichnet. Begleitend zeigen sich vegetative Symptome wie vermehrte Speichelbildung, Blässe, Schwitzen oder Tachykardie.

Bei Säuglingen und Kleinkindern wird häufig von „Spucken" gesprochen. Durch genaue Nachfrage ist zu ermitteln, ob es sich um Wiederaufstoßen nach einer Mahlzeit oder um ernsthaftes Erbrechen handelt. Grund für das Spucken ist häufig eine fehlerhafte Fütterung wie zu große Einzelmahlzeiten oder zu hastiges Trinken mit Luftschlucken in Kombination mit einer Unreife des Verschlusssystems am Übergang zwischen Speiseröhre und Magen. Bei Neugeborenen und Säuglingen müssen organische Fehlbildungen, Stoffwechselstörungen, Infektionskrankheiten und reflektorisches Erbrechen aufgrund anderer schwerwiegender Schmerzzustände ausgeschlossen werden.

Bei Kleinkindern muss immer auch an eine Vergiftung durch Pflanzenteile oder anderes gedacht werden.

Grenzen der Selbstmedikation

Ein sofortiger Arztbesuch ist erforderlich bei akutem Erbrechen bei

- Neugeborenen und Säuglingen bis sechs Monate; unverzüglich zum Notarzt, vor allem bei explosionsartigem Erbrechen im Schwall, das an Intensität zunimmt,
- Kleinkindern unter zwei Jahren,
- schlechtem Allgemeinzustand, Apathie, Hypotonie,
- erhöhter Berührungsempfindlichkeit, Kopfschmerzen, Überstreckung von Rumpf und Extremitäten, Rückwärtsneigung des Kopfes,
- Temperaturschwankungen, Fieber oder Hypothermie,
- galligem oder blutigem Erbrechen,
- Verdacht auf Vergiftung,
- Anhalten über 24 Stunden, Nahrungs- und Trinkverweigerung,
- Anzeichen einer Dehydratation: schläfriger oder unruhiger Allgemeinzustand, eingesunkene Augen, dunkle Augenringe, trockene Schleimhäute, herabgesetzter Hautturgor, Hautfalten verstreichen verlangsamt und
- bei immer wieder kehrenden oder anhaltendem (sporadischem) Erbrechen oder
- bei Gedeih- und Wachstumsstörungen zur Abklärung der Ursache.

9.2 Hausmittel

Ernährung. Bei einem Magen-Darm-Infekt kann Nahrung nach Wunsch angeboten werden. Meist ist aufgrund der begleitenden Übelkeit der Appetit verringert. Nahrungskarenz über mehrere Stunden kann hilfreich sein, den Magen zur Ruhe kommen zu lassen. Wichtig ist das Anbieten ausreichender Mengen an Flüssigkeit, z. B. Kamillen-, Fenchel- oder Pfefferminztee.

Hygiene. Eine gründliche Hygiene kann die Verbreitung einer Infektion reduzieren. Dafür sollten vor allem die Hände des betroffenen Kindes und der pflegenden Person regelmäßig gründlich mit Seife gewaschen werden. Beruhigungs- und Trinksauger sollten sterilisiert oder ausgewechselt werden. Eine gründliche Reinigung und Desinfektion gilt auch für alle Gegenstände, die mit Erbrochenem in Kontakt gekommen sind.

Eine viruzide Desinfektion mit geeigneten Antiseptika kann unterstützend eingesetzt werden. Auf entsprechend empfohlene Einwirkzeiten ist zu achten. Das Händedesinfektionsmittel wird unverdünnt in die trockenen Hände eingerieben. Dabei ist darauf zu achten, dass alle Hautpartien erfasst werden. Besonderes Augenmerk soll auf Fingerkuppen und Daumen gerichtet werden. Die Hände müssen während der gesamten Einreibezeit feucht gehalten werden. Gegen Noroviren ist eine Einwirkzeit von einer Minute empfohlen.

- Händedesinfektion (Manorapid Synergy Händedesinfektionsmittel, Softa Man acute Lösung, Sterillium® Virugard Lösung)
- Flächendesinfektion (Incidin perfekt Flächendes. Nachfüll. m. Dosiersp. Konz., Aldasan® 2 000, Kohrsolin® FF, Perform Wischdesinfektion Granulat)

9.3 Orale Rehydratation

Die wichtigste Maßnahme zur Verhinderung oder Beseitigung einer Dehydratation ist die Zufuhr isoosmolarer Flüssigkeit (Orale Rehydratationslösung, ORL). Sie enthält ein Gemisch aus Elektrolyten und Zucker in einem Mischungsverhältnis, in dem die einzelnen Bestandteile vom Körper optimal aufgenommen werden können. Durch den Zucker werden die Salze verstärkt aufgenommen, durch das enthaltene Citrat wird das Stoffwechselgleichgewicht im Körper zwischen sauer und basisch aufrechterhalten. Dadurch können Salzverluste, die bei akutem Durchfall entstehen, wieder ausgeglichen werden. Bei der Aufnahme der Salze aus dem Darm in den Organismus folgt den Salzen auch Wasser, wodurch zusätzlich den z. T. massiven Flüssigkeitsverlusten bei einer Durchfallerkrankung entgegengewirkt werden kann.
Empfohlen ist die Gabe von 30–80 ml/kg KG ORL innerhalb von drei bis vier Stunden in kleinen Portionen. Bei Aufnahmeverweigerung oder gleichzeitigem Erbrechen ist die stationäre Versorgung notwendig, um die ORL per nasogastraler Sonde oder bei schwerer Dehydratation intravenös zu verabreichen.

Ein Beutel des Trinkgranulats wird in 200 ml Trinkwasser aufgelöst. Die Dosierung für Säuglinge und Kleinkinder beträgt drei bis fünf Beutel in 24 Stunden, für Kinder ein Beutel nach jedem Stuhlgang. Zur besseren Akzeptanz gibt es z. B. Oralpädon in verschiedenen Geschmacksrichtungen (z. B. Oralpädon® 240 Apfel-Banane/Erdbeere/Neutral Pulver zur Herstellung einer Lösung zum Einnehmen; InfectoDiarrstop® LGG® in neutral, Banane und Kirsch).

- Dinatriumhydrogencitrat, Glucose, Kaliumchlorid, Natriumchlorid (Oralpädon® 240, InfectoDiarrstop® LGG®)

9.4 Pflanzliche Prokinetika

Gegen Übelkeit und Magendruck helfen Prokinetika. In der Selbstmedikation stehen pflanzliche Prokinetika zur Verfügung. Die meisten sind nur für Erwachsene ab 18 Jahren zugelassen.

- Auszüge aus Iberis amara, Angelikawurzel, Kamillenblüten, Kümmelfrüchten, Mariendistelfrüchten, Melissenblättern, Pfefferminzblättern, Schöllkraut, Süßholzwurzel (Iberogast® Flüssigkeit – für Ki. ab 3 J.)

9.5 Antiemetika

Das Erbrechen kann durch Antiemetika eingedämmt werden. Bei den verwendeten zentralwirksamen Antihistaminika muss zwingend die empfohlene Dosierung eingehalten werden. Eine Überdosierung führt zu zentralen Wirkungen wie Apathie, Verlust der Orientierung, Atemdepression oder Bewusstlosigkeit.

- Dimenhydrinat (Vomex A® Kinder-Suppositorien 40 mg, Zäpfchen – für Ki. ab 8 kg; Kinder-Suppositorien 70 mg forte – für Ki. ab 6 J. oder 14 kg, 150 mg – für Jugendliche ab 14 J.; Vomex A® Dragees 50 mg, überzogene Tabletten – für Ki. ab 6 J.; Vomex A® Sirup, 330 mg/100 ml – für Ki. ab 6 kg)

Hintergrundinformationen

Spucken (Speien). Das Wiederaufstoßen oder Hochwürgen kleiner Nahrungsmengen ohne begleitende Übelkeit ist bei Säuglingen und Kleinkindern häufig und kein Zeichen einer Erkrankung (▸Kap. 33).

Norovirus-Infektion. Bei meist abrupt einsetzendem Erbrechen und anschließend einsetzendem Durchfall kann es sich um eine Norovirus-Infektion handeln. Sie ist innerhalb weniger Tage selbstlimitierend und wird mit oraler Rehydratation und evtl. Probiotika-Gabe therapiert. Komplikationen wie Exsikkose und Elektrolytentgleisung bestehen vor allem bei Säuglingen und Kleinkindern. Das Problem besteht in der extremen Ansteckungsgefahr, meist durch Schmierinfektionen, aber auch eine aerogene Infektion ist möglich. Höchste Hygienestandards sind einzuhalten, d. h. Desinfektion der Badezimmereinrichtung, Händedesinfektion mit viruziden Antiseptika, Mundschutz, Einmalwaschlappen und -handtücher verwenden. Kinder müssen Gemeinschaftseinrichtungen fernbleiben.

Meningitis. Erbrechen im Zusammenhang mit Atemstörungen, Lethargie, Muskelhypotonie, Krampfanfällen bei Säuglingen oder Kopfschmerzen, Übelkeit, Apathie, typische Überstreckung des Rumpfes bei Kleinkindern, Schulkindern oder Jugendlichen sind Hinweise auf eine Meningitis. Die Kinder müssen als Notfall sofort in klinische Behandlung.

Pylorushypertrophie. Bei Säuglingen im Alter von wenigen Wochen kann ein explosionsartiges Erbrechen im Schwall, das von Mal zu Mal an Intensität weiter zunimmt, ein Hinweis auf eine Pylorushypertrophie sein, eine akute Indikation zur Operation.

10 Erkältung/Grippaler Infekt

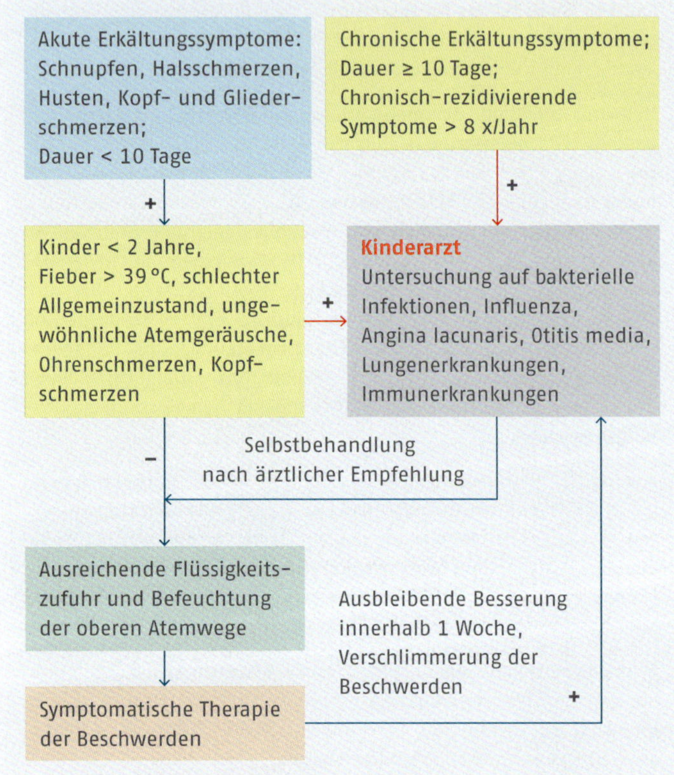

10.1 Grundlagen

Infekte der oberen Atemwege werden ausgelöst durch eine Vielzahl von Viren (z. B. Rhinoviren, Influenza- und Parainfluenzaviren, Adenoviren) und zeigen sich in Symptomen wie Schnupfen, Husten, Halsschmerzen, Heiserkeit und Fieber. Typischerweise beginnt ein Infekt mit einem trockenen Reizhusten. Nach wenigen Tagen entwickelt sich ein produktiver Husten, der über ein bis zwei Wochen anhält. Im Prinzip verlaufen Atemwegsinfekte bei Kindern ähnlich wie bei Erwachsenen. Altersbedingte Besonderheiten sind zu beachten.

Grenzen der Selbstmedikation

Ein Arztbesuch ist erforderlich bei:

- Symptomen von Erkältungskrankheiten bei Säuglingen und Kleinkindern unter zwei Jahren,
- Auftreten besonderer, schwerer Begleitsymptome.

10.2 Hausmittel

Bei einer Erkältung lassen sich die Hausmittel und allgemeinen Verhaltensmaßnahmen empfehlen, die bei den jeweiligen vorherrschenden Symptomen genannt werden. Da es eine Infektionskrankheit ist, die über die Schleimhäute der oberen Atemwege erfolgt, sind alle Maßnahmen zur Befeuchtung dieser Schleimhäute hilfreich. Das Wichtigste sind ausreichende Flüssigkeitszufuhr und evtl. Inhalationen (▸ Kap. 19 + 32). Nur bei Fieber in Kombination mit ausgeprägtem Krankheitsgefühl bzw. Unwohlsein ist Ruhe, evtl. auch Bettruhe empfehlenswert (▸ Kap. 12).

Zur Befeuchtung der Schleimhäute wird immer eine ausreichende Flüssigkeitsversorgung empfohlen. Kinder sollten explizit viel trinken, vor allem Arzneitees.

- Holunderblüten, Lindenblüten, Thymian (Sidroga® Bio Kinder-Erkältungstee – für Ki. ab 1 J.)

10.3 Symptomatische Arzneitherapie

Eine Erkältung wird symptomatisch behandelt (▸ Kap. 12, 14, 19 + 32). Eine sog. Immunstärkung kann eher durch allgemeine Verhaltensmaßnahmen, als durch Arzneimittel oder alternative Therapien erreicht werden. Empfehlenswert sind hier vor allem eine ausgewogene, vitaminreiche Ernährung, ausreichend Schlaf und Bewegung an der frischen Luft.

10.4 Alternative Therapie

Gerade bei Kindern werden oft homöopathische oder anthroposophische Zubereitungen mit der Zulassung gegen „grippale Infekte", „fieberhafte Erkältungskrankheiten" oder „Entzündungen der oberen Luftwege" eingesetzt, z. B. Meditonsin® Tropfen oder Globuli bei akuten Entzündungen des Hals-, Nasen-, Rachenraums (für Säuglinge. ab sieben Monaten), Engystol® Tabletten bei Erkältungskrankheiten und grippalen Infekten (für Kinder ab einem Jahr), Viburcol® N Zäpfchen zur Besserung der Beschwerden bei Erkältungskrankheiten, Infludoron® Streukügelchen bzw. Infludo® Mischung gegen grippale Infekte und fieberhafte Erkältungskrankheiten (ohne Alterseinschränkung bzw. für Kinder ab sechs Jahren), Contramutan® Junior Sirup gegen fieberhafte grippale Infekte mit Entzündungen der Luftwege (für Kinder ab einem Jahr), Weleda Fieber- und Zahnungszäpfchen bei akuten fieberhaften Unruhezuständen oder Ferrum phosphoricum (Schüssler Salz Nr. 3 DHU).

CAVE

Anatomie. Aufgrund der anatomischen Kleinheit empfindlicher Organstrukturen, wie z. B. der Bronchien oder der Nebenhöhlen, gibt es bei Kleinkindern besondere „Schwachstellen", die die Symptome einer ansonsten banalen Infektion so schwermachen können, dass eine ärztliche Behandlung erforderlich wird.

Bisher unerkannte Grunderkrankungen. Im Laufe der Entwicklung eines Kindes zeigen sich im Laufe der ersten Jahre Fehlbildungen und Grunderkrankungen evtl. durch Symptome, die mit einer banalen Infektionskrankheit verwechselt werden können.

Häufigkeit. Banale Atemwegsinfekte treten bei Kleinkindern typischerweise sechs- bis achtmal jährlich auf. Die Infektionshäufigkeit steigt im Winter, bei Besuch von Gemeinschaftseinrichtungen wie Kindergarten und Schule und bei Vorhandensein älterer Geschwisterkinder. Mit zunehmendem Alter nimmt die Infektionsfrequenz ab.

Alter. Bei Säuglingen und Kleinkindern unter zwei Jahren ist auch bei scheinbar banalen Symptomen eine ärztliche Untersuchung erforderlich, da angeborene Fehlbildungen, wie z. B. der Gefäße, der Luftröhre, des Kehlkopfs oder der Bronchien, vorliegen können, die sich erst im Laufe der ersten zwei Lebensjahre durch scheinbar banale Symptome offenbaren und möglichst bald diagnostiziert werden sollten, um eine geeignete Behandlung zu beginnen.

Besondere Atemgeräusche. Giemen, Pfeifen oder Brummen beim Ein- oder Ausatmen sind Hinweise auf obstruktive oder restriktive Lungenerkrankungen, z. B. Asthma bronchiale, obstruktive Bronchitis, Pseudokrupp, Epiglottitis, oder Fremdkörper, die einen Arztbesuch erfordern. Bei Herauszögern der Behandlung tritt begleitend eine Atemnot auf, die lebensbedrohlich werden kann (Cave: Notfall!).

Hohes Fieber. Eine erhöhte Körpertemperatur ist bei Kindern häufig. Sie ist ein Zeichen für eine gesteigerte Immunabwehr des Körpers. Hohes Fieber bedeutet aber für den betroffenen Patienten eine erhebliche Belastung mit erhöhtem Flüssigkeits- und Kalorienbedarf, der gerade bei Kindern zu einem Flüssigkeitsmangel (Hypovolämie) führen kann (Cave: Notfall!).

11 Essstörungen/Gedeihstörungen

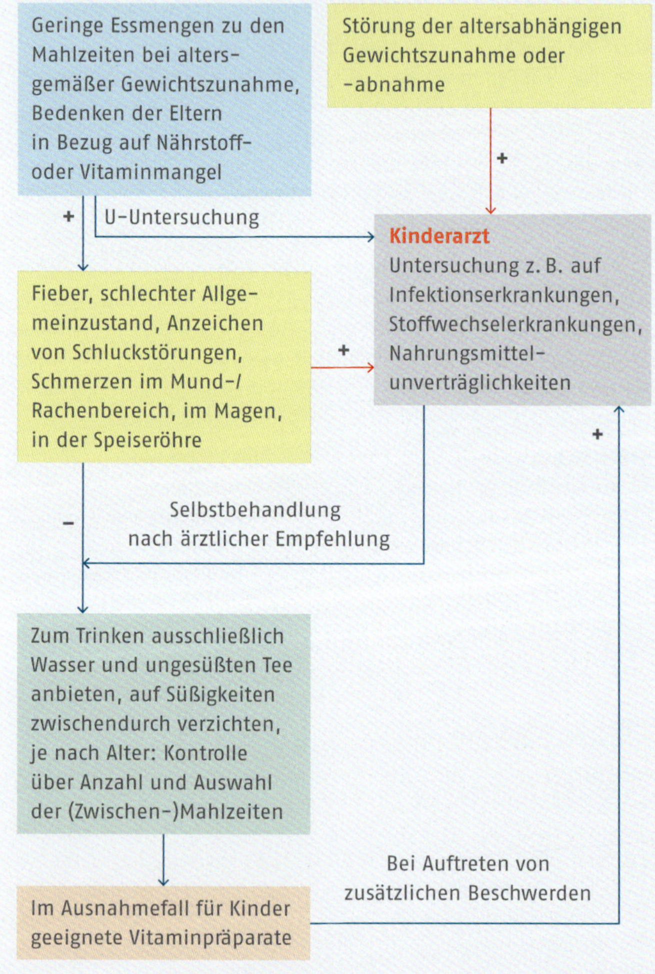

11.1 Grundlagen

Dass Kinder weniger essen, als sie nach Vorstellungen der Eltern oder Großeltern sollten, ist nicht ungewöhnlich. Selten ist eine Nahrungsverweigerung Zeichen einer nahenden akuten Infektionserkrankung oder von akuten Schmerzen. Hier ist der Appetit aus physiologischen Gründen vermindert. Er reguliert sich normalerweise, sobald die akute Erkrankung überwunden ist. Bei der Einführung von Beikost oder dem Beginn des selbstständigen Essens treten häufig Anpassungsschwierigkeiten (auch in Kombination mit Schrei- oder Schlafstörungen) auf. Im Laufe der ersten Jahre kann es zu eingeschränkter Nahrungsauswahl und starker Ablenkbarkeit während des Essens kommen. Diese Essverhaltensstörungen treten häufig auf und gelten als normal. Sie können durch unangemessene Reaktion der Eltern jedoch chronifizieren. Besondere Aufmerksamkeit braucht eine Essstörung, die zu einer Störung der altersgemäßen Gewichtszunahme, evtl. in Kombination mit einer Beeinträchtigung des Längenwachstums, führt. In diesem Fall spricht man von Gedeihstörungen.

Grenzen der Selbstmedikation

Der Besuch eines Kinderarztes ist erforderlich

- bei einer Störung der altersgemäßen Gewichtszunahme, ausbleibender Zunahme oder Gewichtsabnahme,
- bei Anzeichen von Schluckstörungen, Schmerzen in Mund- und Rachenbereich, im Bereich der Speiseröhre oder des Magens,
- bei schlechtem Allgemeinzustand,
- bei Verdacht auf Anorexia nervosa.

11.2 Hausmittel

Essen nach Bedarf. Während der ersten Monate wird ein Säugling entweder mit Muttermilch oder mit geeigneter Säuglingsnahrung ad libitum, d. h. nach dem Bedarf des Kindes gefüttert. Sog. Pre-Säuglingsnahrungen können ab dem ersten Tag an gefüttert werden, Säuglingsnahrungen mit dem Kennzeichen „1“ enthalten einen höheren Stärkeanteil bei gleicher Kalorienzahl. Beide sind als Muttermilchersatz gleich gut geeignet. Hierbei kann es – bei ansonsten gesunden Kindern – weder zu einer Überernährung, noch zu einer Unterernährung kommen. Zu einer Überernährung kann es kommen, wenn bewusst mehr Pulver der Säuglingsmilch eingerührt wird als empfohlen; zu einer Unterernährung, wenn Mütter nach einem festen Zeitplan, statt nach dem Bedarf des Kindes füttern. Dass ein Kind im Wachstum immer wieder kleine Fettpölsterchen anlegt, ist normal. Mit dem nächsten Wachstumsschub „verwächst" sich das Gewicht wieder.

Bei der Einführung fester Nahrung wird normalerweise mit geschmacksneutralen Gemüse- und Obstbreien begonnen. Nach und nach wird der Speiseplan erweitert. Bei einem abwechslungsreichen Speiseplan erhält das Kind alle notwendigen Mengen an Eiweiß, Kohlenhydraten, Fetten, Vitaminen und Mineralstoffen.
In jedem Alter gibt es Zeiten, in denen das Kind mehr, aber eben auch mal weniger isst. Der Appetit schwankt gemeinsam mit der körperlichen Entwicklung.

- Pre-Säuglingsnahrung (Nestlé BEBA PRO HA Pre, Milasan® Anfangsmilch PRE, Aptamil Pronutra-ADVANCE Pre)
- Säuglingsnahrung „1" (Nestlé BEBA Optipro 1, Milasan® Anfangsmilch 1 u. a.)

Haupt- und Zwischenmahlzeiten. Mit der Umstellung der Kost auf eine kindgerechte Mischkost im zweiten Lebensjahr des Kindes stellt sich oft ein Tagesrhythmus von drei kleineren Hauptmahlzeiten und zwei bis drei Zwischenmahlzeiten ein. Das Kind wird an den Familienmahlzeiten beteiligt. Es sollte nie darauf bestanden werden, dass das Kind „seinen Teller leer" isst. Essen macht Spaß und darf nicht mit Zwang erfolgen. Das führt oft dazu, dass ein Kind zwischendurch Hunger hat, obwohl keine Essenszeit ist. Diese ungeplanten Zwischenmahlzeiten führen wiederum dazu, dass es bei der nächsten Hauptmahlzeit weniger Hunger hat und „zu wenig" isst. Sorgen darüber sind unnötig, solange ein Kind einen munteren Eindruck macht. Je häufiger es isst, umso weniger wird es bei den einzelnen Mahlzeiten zu sich nehmen. Die Nahrungsmenge bleibt insgesamt konstant. Kalorienhaltige Getränke wie Milch oder Obstsäfte müssen als Nahrungsmittel mit berücksichtigt werden.

Gesunde Mischkost. Spätestens im zweiten Lebensjahr entwickeln Kinder Vorlieben gegenüber ihren Lieblingsspeisen und Abneigung gegen Lebensmittel. Hier kommt es natürlich darauf an, was das Kind als Nahrungsmittel angeboten bekommen und kennengelernt hat. Geeignete Mahlzeiten enthalten frisches Obst und Gemüse, Käsewürfel, Milchprodukte oder Brot. Süßigkeiten wie Bonbons, Kekse, Kuchen, Eiscremes, gelten als „leere Kalorien". Sie spielen natürlich zu besonderen Anlässen eine wichtige Rolle, sind aber als regelmäßige Zwischenmahlzeiten ungeeignet. Insgesamt sollte man in der Auswahl der Speisen flexibel bleiben. Besondere Wünsche der Kinder können oft berücksichtigt werden, wenn es das Familienleben erleichtert. Wichtig ist, eine gesunde Mischkost ohne Zwang anzubieten. Nach einiger Zeit wird sich das Kind von seinen strengen Vorlieben wieder lösen und zu mehr Abwechslung zurückkehren.

11.3 Vitaminpräparate für Kinder

Vitaminsubstitution ist bei gesunden Kindern nicht notwendig. Ausnahmen sind hier die Vitamin-K-Gabe für Neugeborene bei den ersten U-Untersuchungen durch den Kinderarzt und die Rachitisprophylaxe (▶ Kap. 29) mit Vitamin D im ersten Lebensjahr. Bei ärztlich diagnostizierten Stoffwechselerkrankungen, abgeklärten Nahrungsmittelunverträglichkeiten, entzündlichen Darmerkrankungen, Lebererkrankungen o. a. m. ist eine individuelle Substitution angezeigt, die über die Selbstmedikation hinausgeht.

Wegen der bestehenden Nachfrage gibt es zahlreiche für Kinder zugelassene Nahrungsergänzungsmittel. Cave: Die meisten sind erst für Kinder ab vier Jahren zugelassen.

- Vitamine A, B_1, B_2, B_6 (B_{12}), C, D, E, (K, Biotin, Folsäure,) Niacin, Pantothensäure (MULGATOL Junior Gel, Multibionta® Nutrition Tropfen – für Ki. ab 4 J.; Multi-Sanostol Sirup – für Ki. ab 1 J.)
- Vitaminkombination (s. o.) + Mineralstoffe (z. B. Magnesium, Eisen, Zink) + Spurenelemente (z. B. Mangan, Selen) (Centrum frisch & fruchtig, Orthomol junior C plus – für Ki. ab 4 J.; Multibionta Kinderdrink – für Ki. ab 1 J.)

Hintergrundinformationen

Anorexia nervosa. Absichtlich herbeigeführter Gewichtsverlust; Beginn der Erkrankung zwischen dem neunten und 18. Lebensjahr; Mädchen sind häufiger betroffen als Jungen. Ursachen hierfür sind oft Familienstörungen und eine hohe Leistungsorientierung. Anorexie dient als Lösungsversuch, wenigstens den eigenen Körper zu kontrollieren und Autonomie zu erhalten. Typische klinische Erscheinungen sind Einschränkung der Nahrungsaufnahme, fehlende Krankheitseinsicht mit Körperschemastörung, übermäßiges Sporttreiben und gesteigerter Bewegungsdrang. Evtl. zusätzlich Einnahme von Appetitzüglern oder Abführmitteln, selbstinduziertes Erbrechen, Einläufe oder Diuretika. Therapie oft stationär: Ausgleich von metabolischen Mangelerscheinungen, (Familien-)Psychotherapie.

Wurmerkrankungen. Bei Kindern, die trotz reichlicher Nahrungsaufnahme nicht zunehmen, wird hin und wieder eine Wurmerkrankung vermutet. Meist zeigen Wurmerkrankungen andere Leitsymptome, z. B. Bauchschmerzen (▶Kap. 4), Juckreiz am Darmausgang (▶Kap. 38). Gewichtsverlust, Heißhunger und Bauchschmerzen treten als uncharakteristische Symptome tatsächlich beim Befall mit dem Rinderbandwurm (Taeniasis) auf. Ursache ist der Verzehr von rohem Rindfleisch. Die Behandlung erfolgt hier durch den Arzt mit Niclosamid (Yomesan® 500 mg Kautabletten).

12 Fieber

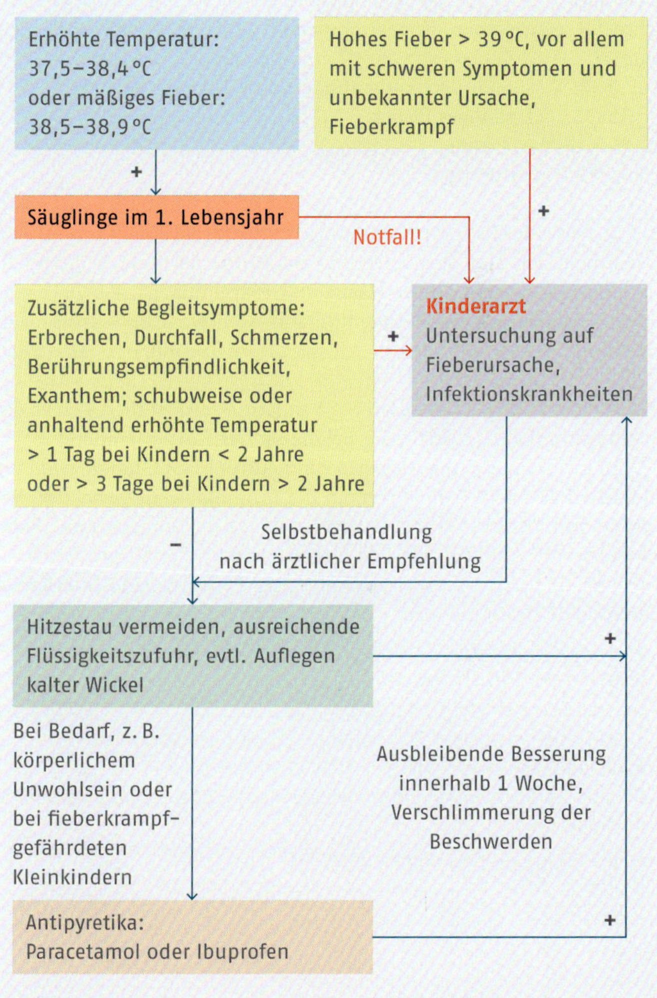
Erhöhte Temperatur:
37,5–38,4 °C
oder mäßiges Fieber:
38,5–38,9 °C
Hohes Fieber > 39 °C, vor allem mit schweren Symptomen und unbekannter Ursache, Fieberkrampf
+
Säuglinge im 1. Lebensjahr
Notfall!
+
Zusätzliche Begleitsymptome: Erbrechen, Durchfall, Schmerzen, Berührungsempfindlichkeit, Exanthem; schubweise oder anhaltend erhöhte Temperatur > 1 Tag bei Kindern < 2 Jahre oder > 3 Tage bei Kindern > 2 Jahre
+
Kinderarzt
Untersuchung auf Fieberursache, Infektionskrankheiten
–
Selbstbehandlung nach ärztlicher Empfehlung
Hitzestau vermeiden, ausreichende Flüssigkeitszufuhr, evtl. Auflegen kalter Wickel
+
Bei Bedarf, z. B. körperlichem Unwohlsein oder bei fieberkrampf-gefährdeten Kleinkindern
Ausbleibende Besserung innerhalb 1 Woche, Verschlimmerung der Beschwerden
Antipyretika:
Paracetamol oder Ibuprofen
+

12.1 Grundlagen

Die normale Körpertemperatur liegt zwischen 36,5 und 37,5 °C bei rektaler Messung (entspr. ca. 36–37 °C bei axillärer Messung). Zur Beurteilung der rektal gemessenen Körpertemperatur gilt im deutschsprachigen Raum:

- 37,5–38 °C: subfebrile Temperatur, erhöhte Temperatur,
- > 38–38,9 °C: mäßiges Fieber,
- ≥ 39 °C: hohes Fieber,
- ≥ 41 °C: Hyperthermie.

Zur Erhöhung der Körpertemperatur wird der Blutkreislauf zentralisiert. Es sammelt sich also vermehrt Blut im Körperkern an, während die Durchblutung der Peripherie (Haut und Extremitäten) reduziert wird. Dadurch erhöht sich die Kerntemperatur, weil weniger Wärme in die Umgebung abgestrahlt wird. Muskelzittern produziert zusätzliche Wärme.

Fieber ist ein häufiges Symptom bei Kindern. Meist ist die Ursache eine Infektionskrankheit. Durch eine Erhöhung der Körpertemperatur wird im Immunsystem u. a. die Aktivität von neutrophilen Granulozyten und Killerzellen aktiviert, d. h. allgemein die Immunabwehr gesteigert. Verursacher von Fieber sind sog. Pyrogene. Exogene Pyrogene sind Toxine, Polysaccharide und Peptide aus Bakterien und Zerfallsprodukte verschiedener Bakterien und Viren. Endogene Pyrogene sind Interleukine (Zytokine) des Immunsystems.

Grenzen der Selbstmedikation

Ein Arztbesuch ist erforderlich bei:

- mäßigem oder hohem Fieber, das länger als drei Tage anhält,
- hohem Fieber > 39 °C mit schweren Symptomen,
- Fieber in Kombination mit Gelenkschmerzen oder Berührungsempfindlichkeit,
- hohem Fieber unklarer Ursache und
- erhöhte Körpertemperatur > 38 °C bei Säuglingen im ersten Lebensjahr.

12.2 Hausmittel

Kleidung und Decken. Hitzestau durch Kleidung und Decken ist zu vermeiden. Leichte Kleidung und dünne Decken reichen in geheizten Räumen zum Bedecken des Körpers bei einem überhitzten Körper aus. Wärmende Kleidungsstücke und Decken nur bei fröstelnden Patienten zu Beginn einer Infektion oder bei steigendem Fieber.

Ausreichendes Trinken. Kühle oder mäßig warme Getränke mit Temperaturen unterhalb der Körpertemperatur ersetzen Flüssigkeit, die durch Schwitzen ausgeschieden wurde und kühlen den Körper von Innen. Eiskalte und heiße Getränke sind bei Fieber zu meiden. Auch hier gilt: Warme oder heiße Getränke sind nur bei fröstelnden Patienten geeignet.

Kalte Wickel. Feuchte Tücher auf der Stirn oder um den Bauch als Bauchwickel helfen, über das Prinzip der Verdunstungskälte die Kerntemperatur abzusenken. Die häufig genannten Wadenwickel sollten nur eingesetzt werden, wenn sich Arme und Beine heiß anfühlen. Zu Beginn einer Erkältung fröstelt das Kind und die Hände und Füße sind noch kalt. In diesem Fall sind periphere Wickel nicht geeignet. Wadenwickel gegen Fieber sollten bei kleinen Kindern mit lauwarmem Wasser und nur zehn Minuten angewandt werden. Bei Verwendung von kaltem Wasser und längerer Anwendung besteht die Gefahr der verstärkten Zentralisierung des Blutkreislaufs und einem weiteren Anstieg der Kerntemperatur (Notfall!). Bei älteren Kindern können die Umschläge 20 bis 30 Minuten auf den Beinen bleiben. Je älter das Kind ist, desto eher können Eltern auch kühleres Wasser anwenden. Allerdings darf der kleine Patient nicht frieren. Wenn das Kind bereits kalte Hände oder Füße hat oder fröstelt, sollte besser auf die Wickel verzichtet werden. Das Gleiche gilt, wenn der Patient sie als unangenehm empfindet. Das ist z. B. bei Harnwegsinfekten der Fall.

Wadenwickel

Wadenwickel bestehen aus drei Tüchern. Das Innentuch, z. B. eine Windel oder ein Trockentuch, das direkt auf die Haut kommt, wird in Wasser getaucht, gut ausgewrungen und möglichst faltenfrei eng um die Waden gewickelt. Ein Zwischentuch, z. B. ein Handtuch, wird um das Innentuch geschlungen. Es soll Flüssigkeit aus dem Innentuch aufsaugen und das Außentuch und die Unterlage schützen. Ein Außentuch, evtl. eine Wolldecke, folgt als äußere Schicht des Wadenwickels, um die Temperatur des Wickels zu erhalten.

Das verwendete Wasser kann je nach Temperaturempfinden des kleinen Patienten handwarm (ca. 28–30 °C) oder leitungskalt (ca. 20 °C) sein. Die Wickel werden meist gewechselt bzw. neu angelegt, wenn die Tücher sich warm anfühlen.

Fiebermessung. Regelmäßiges Fiebermessen ist wichtig, um den Verlauf der Erkrankung zu beobachten und dem Arzt wichtige Informationen zum Zustand des Kindes geben zu können. Wichtig ist oft die Information, ob das Fieber schnell oder langsam anstieg, wie hoch die Temperatur zur Zeit ist oder in welchem Ausmaß sie schwankt.

Zur korrekten Fiebermessung stehen verschiedene Methoden zur Verfügung:

- Flüssigkeits-Thermometer (z. B. Geratherm® classic),
- Digitale Thermometer (z. B. Domotherm® Rapid),
- Ohrthermometer (z. B. Braun ThermoScan® 7, aponorm® Ohrthermometer Comfort 4),
- Stirnthermometer (z. B. Beurer kontaktloses Thermometer – FT 90, Medisana FTN Infrarot-Fieberthermometer).

Herkömmliche Fieberthermometer sind heute meist quecksilberfrei mit umweltverträglichen Flüssigkeiten gefüllt. Analoge Thermometer brauchen zur Messung oft mehrere Minuten, während digitale in 30 bis 60 Sekunden den Messwert anzeigen. Die Messung mithilfe eines her-

kömmlichen Fieberthermometers erfolgt bei Säuglingen und Kleinkindern am genauesten rektal. Dazu gibt es zwei Möglichkeiten. Für die erste Möglichkeit legt man das Baby bäuchlings auf den Schoß und hält es mit einer Hand am Rücken fest (○ Abb. 12.1A) Dann wird die mit Öl oder Creme eingefettete Thermometerspitze etwa 2,5 cm tief in den Po des Babys eingeführt. Das Thermometer sollte dabei zwischen Zeige- und Mittelfinger festgehalten werden, während die Handfläche auf dem Po liegt. Für die zweite Möglichkeit wird das Baby auf den Rücken gelegt, mit einer Hand die Beine hochgehalten und mit der anderen das eingefettete Thermometer wieder 2,5 cm in den Po eingeführt (○ Abb. 12.1B). Die rektale Messung ist schmerzlos. Die Kinder weinen häufig, weil sie unbekleidet an der (kalten) Luft liegen. Eine warme Decke kann Abhilfe schaffen. Nach der Messung wird die Thermometerspitze mit warmem Seifenwasser gereinigt und mit Isopropanol desinfiziert.
Bei Kindern im Schulkindalter kann die Messung unter der Achselhöhle erfolgen (○ Abb. 12.1C). Dafür wird die Thermometerspitze in der Mitte der trockenen Achselhöhle angesetzt und mit dem seitlich an den Körper angelegten Arm bis zum Ende der Messung festgehalten. Die Messung hier dauert ca. sechs bis acht Minuten. Der gemessene Wert liegt meist knapp unter dem der rektalen Messung.
Die Messung unter der Zunge ist für Kinder unter sieben Jahren ungeeignet, weil die Gefahr besteht, dass sie auf das Thermometer beißen.
Ein **Ohrthermometer** misst Infrarotstrahlen (Wärmestrahlen), die vom gut durchbluteten Trommelfell und dem umliegenden Gewebe abgegeben werden, ermittelt daraus die Körperkerntemperatur und zeigt das Ergebnis auf einem Display an. Die Messung findet am Trommelfell statt, weil es zum einen leicht zugänglich ist und zum anderen von den gleichen Gefäßen mit Blut versorgt wird wie der Hypothalamus, dem Temperaturkontrollzentrum des Körpers. Dies gewährleistet eine relativ genaue Temperaturmessung innerhalb weniger Sekunden. Die Messung mithilfe eines Ohrthermometers ist ohne Ausziehen des Kindes möglich. Hierfür muss das Ohr des Kindes nach hinten oben gezogen werden, damit der Messsensor möglichst tief im Ohr auf dem Trommelfell aufliegt. Die Messung dauert wenige Sekunden. Diese Messung ist für Kinder unter sechs Monaten nicht geeignet, weil der Gehörgang zu eng ist.

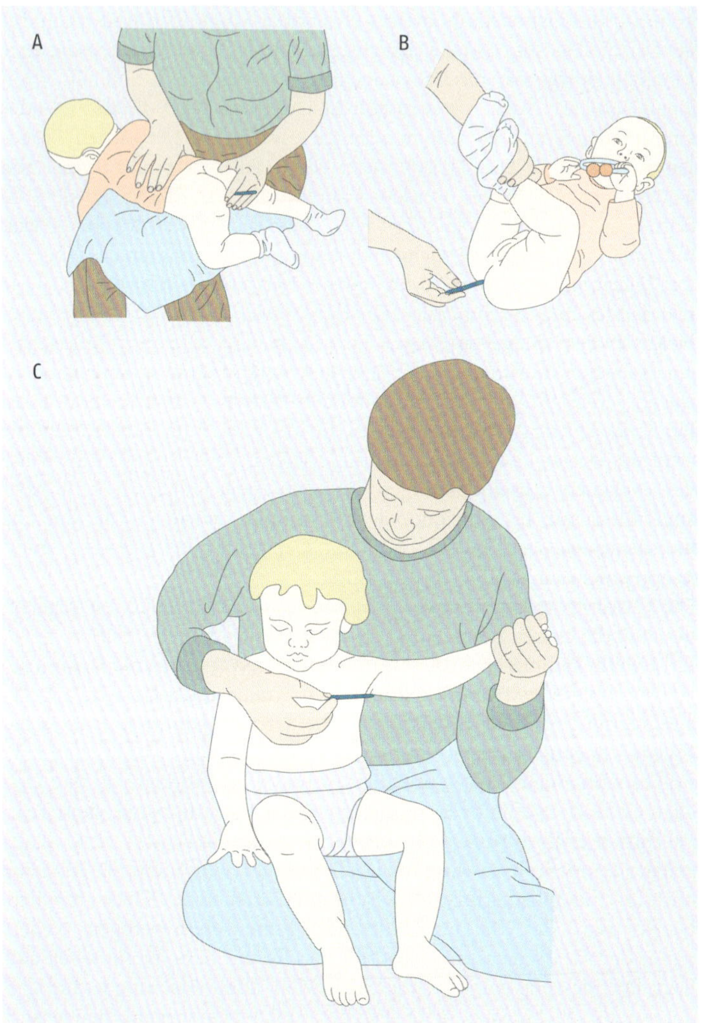

Abb. 12.1 Fiebermessen mit herkömmlichen Fieberthermometern

Stirnthermometer (Schläfenthermometer) messen die Körpertemperatur kontaktlos mittels Infrarotsensor. Das Messergebnis liegt innerhalb weniger Sekunden vor. Für die Messung muss das Kind nicht aufgeweckt werden. Die Messung ist jedoch verhältnismäßig ungenauer als die anderen, weil die Hautoberfläche kühler ist als die Körperinnentemperatur.

12.3 Antipyretika

Ein Mittel gegen Fieber gehört in die Hausapotheke für eine Familie mit Kindern. Fieberzäpfchen oder Fiebersaft werden häufig von Kinderärzten nach U-Untersuchungen und den dort erfolgten Schutzimpfungen vorsorglich verordnet. Bei unerwartetem Auftreten von Fieber als Impfreaktion oder zu Beginn einer akuten Infektion haben die Eltern damit ein Notfallmittel zur Hand, um den Verlauf der Reaktion abzuwarten oder die Zeit bis zum Arztbesuch zu überbrücken.

Fieber ist eine physiologische Reaktion des Körpers auf eine Infektion oder Vergiftung. Viele Kinder sind vom Fieber nicht beeinträchtigt. Eine Fiebersenkung sollte nicht generell erfolgen, sondern nur:

- bei körperlichem Unwohlsein,
- bei (fieber)krampfgefährdeten Kleinkindern,
- wenn mit dem übermäßigen Schwitzen ein zu großer Flüssigkeitsverlust verbunden ist und bei gleichzeitig eingeschränkter Flüssigkeitsaufnahme eine Exsikkose droht,
- wenn das Fieber die Nachtruhe und die damit verbundenen immunstimulierenden Mechanismen stört.

12.3.1 Paracetamol

Paracetamol ist Mittel der ersten Wahl zur Fiebersenkung und ist ohne Altersbeschränkung zugelassen. Es wirkt analgetisch und antipyretisch, seine Fiebersenkung scheint im Vergleich mit Ibuprofen länger anzuhalten. Dosiert wird je nach Alter und Körpergewicht des Kindes (◘ Tab. 12.1), die Standarddosierung beträgt 10–15 mg/kg KG rektal oder oral alle (4–)6 Stunden, d. h. eine Einzeldosis von 75 mg für Sgl. bis 6 Mon., 125 mg für Sgl. und Kleinkinder bis zu 2 J., 250 mg für Kleinkinder von 2–8 J., 500 mg für Ki. von 8–12 J. Die maximale Dosis beträgt 60 mg/kg KG, um Leberschäden zu vermeiden.
Zur Anwendung von Zäpfchen s. ▸Kap. 1.1.4.

◘ **Tab. 12.1** Dosierung von Paracetamol-Zäpfchen in Abhängigkeit von Alter und Körpergewicht

Paracetamol Einzeldosierung	Alter	Körpergewicht	Dosierungsintervall	Max. Tagesdosis
75 mg	< 3 Mon.	3–4 kg	Alle 8–12 h	150 mg
	< 3 Mon.	4–5 kg	Alle 6–8 h	225 mg
	> 3–6 Mon.	4 kg	Alle 6–8 h	225 mg
	> 3–6 Mon.	5–6 kg	Alle 6 h	300 mg
125 mg	6–7 Mon.	7 kg	Max. 3 × tgl.	375 mg
	7–24 Mon.	8–12 kg	Max. 4 × tgl.	500 mg
250 mg	2–4 J.	13–15 kg	Max. 3 × tgl.	750 mg
	4–8 J.	16–25 kg	Max. 4 × tgl.	1 000 mg
500 mg	8–11 J.	26–32 kg	Max. 3 × tgl.	1 500 mg
	11–12 J.	33–43 kg	Max. 4 × tgl.	2 000 mg
500–1000 mg	Ab 12 J.	Ab 43 kg	Max. 4 × tgl.	4 000 mg

Paracetamol

- 75 mg (ben-u-ron® 75 mg Zäpfchen – für Ki. bis 6 Mon.)
- 125 mg (ben-u-ron® 125 mg Zäpfchen, Paracetamol-Generika – für Ki. von 6–24 Mon.)
- 250 mg (ben-u-ron® 250 mg Zäpfchen, Paracetamol-Generika – für Ki. von 2–8 J.)
- 500 mg (Paracetamol-ratiopharm® 500 mg Zäpfchen – für Ki. ab 8 J.)
- Saft (ben-u-ron® Saft, Paracetamol-ratiopharm® Lösung – ohne Altersbeschränkung)

12.3.2 Ibuprofen

Ibuprofen ist Mittel der ersten Wahl zur schnellen Fiebersenkung und zugelassen für Kinder ab sechs Monaten. Die Wirkung ist analgetisch, antipyretisch und antiinflammatorisch. Die fiebersenkende Wirkung scheint im Vergleich mit Paracetamol schneller zu erfolgen. Die Standarddosierung beträgt 10 mg/kg KG alle (6–)8 Stunden.

Ibuprofen

- 75 mg (Nurofen® Junior 60 mg Zäpfchen, Generika – für Ki. von 8 Mon.–2 J.)
- 125 mg (Nurofen® Junior 125 mg Zäpfchen, Generika – für Ki. von 3–9 J.)
- 2 % Saft (Ibu-ratiopharm® 2 % Fiebersaft für Kinder, 20 mg/ml Sirup, Generika – für Ki. ab 6 Mon.)
- 4 % Saft (IbuHEXAL® 4 % Kindersaft, Generika – für Ki. ab 6 J.)
- 200 mg Schmelztabletten (Nurofen® 200 mg Schmelztabletten Lemon/ Mint – für Ki. ab 6 J.)

Paracetamol und Ibuprofen im Wechsel

Manche Ärzte empfehlen bei hohem Fieber die abwechselnde und versetzte Gabe von Paracetamol und Ibuprofen (z. B. nach dem ersten Mittel vier Stunden später das zweite), beide in den für die Wirkstoffe vorgesehenen Dosierungen. Dahinter steckt die Idee, dass eine maximale Fiebersenkung ohne Überdosierung der Einzelsubstanzen erreicht werden kann. Studien zeigen, dass eine kombinierte Gabe von Paracetamol plus Ibuprofen das Fieber effektiver senkt als die Gabe eines Wirkstoffs alleine. Dabei scheint es keinen Unterschied zu machen, ob die Mittel gleichzeitig oder im Wechsel gegeben werden.

12.4 Alternative Therapie

Gerade bei Säuglingen und Kleinkindern werden Zäpfchen mit homöopathischen Zubereitungen gegen „Fieber und Unruhezustände" eingesetzt, z. B. Weleda Fieber- und Zahnungszäpfchen (für Ki. ab 1 J. 2–4 Supp. pro Tag) und Viburcol® N Zäpfchen (Sgl. max. 1 Supp./d, Kleinkinder bis 6 J. 1–2 Supp./d, Ki. von 6–12 J. 1–3 Supp./d).

Hintergrundinformationen

Alter. Bei Säuglingen und Kleinkindern unter zwei Jahren besteht eine Gefahr der Exsikkose bei anhaltend hoher Körpertemperatur und eingeschränkter Nahrungs- bzw. Flüssigkeitsaufnahme.

Fieberkrampf. Meist kurzer, weniger als drei Minuten dauernder, selbstlimitierender, generalisierter tonisch-klonischer Anfall. Es handelt sich um die häufigste neurologische Störung im Kindesalter und wird auch als idiopathischer epileptischer Gelegenheitsanfall bezechnet. 2–4 % aller Kinder bis zum Alter von fünf Jahren erleiden mindestens einmal einen Fieberkrampf. Fieberkrämpfe treten selten vor dem neunten Lebensmonat und nach dem fünften Lebensjahr auf. Verlängerte Anfälle über drei Minuten oder Anfallshäufungen (mehr als zwei Anfälle in 24 Stunden) sind eine Notfallsituation!

Die Temperaturerhöhung führt zu einer Senkung der individuellen Krampfschwelle im ZNS. **Cave:** Für die Entstehung des Anfalls ist die Geschwindigkeit des Temperaturanstiegs entscheidend, weniger die maximal erreichte Temperatur.
Das Wiederholungsrisiko für Fieberkrämpfe steigt bei einem Alter unter zwölf Monaten beim ersten Fieberkrampf, positiver Familienanamnese, hoher Temperatur beim ersten Fieberkrampf (über 40 °C) und kleinem Zeitintervall (weniger als eine Stunde) zwischen Fieberbeginn und Fieberkrampf.

Besondere Begleitsymptome. Viele Virusinfekte verlaufen symptomarm. Einige fieberhafte Erkrankungen treten in Kombination mit typischen anderen Symptomen auf, die helfen, die Erkrankung einzugrenzen, z. B. Fieber und Halsschmerzen (Angina lacunaris), Fieber und Husten (Bronchitis, Lungenentzündung), Fieber und Durchfall (Enteritis infectiosa). Die häufigste Fieberursache bei Kindern sind Infekte der oberen Atemwege. Bei akutem Fieber müssen aber zahlreiche andere Ursachen ausgeschlossen werden, häufig bzw. dringend z. B. Hirnhautentzündung (Meningitis), Lungenentzündung (Pneumonie), Mittelohrentzündung (Otitis media), Harnwegsinfekte, Magen-Darm-Infekte. Typische Infektionserkrankungen im Kindesalter zeigen sich mit Fieber in Kombination mit akuten Hautausschlägen (Exanthemen), z. B. Scharlach, Röteln (▶ Kap. 16).

Infektiöse Mononukleose (Pfeiffer-Drüsenfieber). Akute oder subakute Viruserkrankung durch Epstein-Barr-Virus (EBV) mit hohem Fieber, Tonsillitis, Lymphknotenschwellung und möglicher Leber- und Milzschwellung. Höchste Inzidenz bei Heranwachsenden, Übertragung durch infektiösen Speichel (sog. „kissing disease"). Als Komplikation tritt vor allem eine Milzruptur in der zweiten Erkrankungswoche auf, deshalb ist körperliche Schonung erforderlich.

Dreitagefieber (Exanthema subitum). Gutartige Viruserkrankung, ausgelöst durch das Herpesvirus 6 (HHV-6). Die Symptomatik zeigt sich durch hohes Fieber (39,5–41 °C) für drei bis fünf Tage bei überraschend gutem Allgemeinzustand. Bei Entfieberung am vierten Krankheitstag tritt ein flüchtiges, meist fleckiges, nur leicht papulöses Exanthem an Nacken und Stamm auf. Als Komplikation können Fieberkrämpfe auftreten.

13 Fingernagelkauen

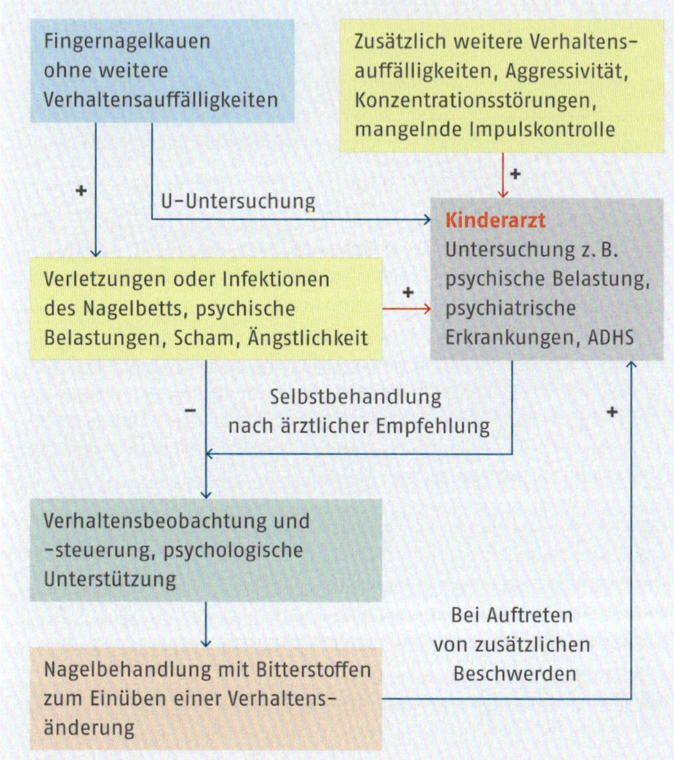

13.1 Grundlagen

Als Fingernagelkauen (Onychophagie) bezeichnet man das Kauen oder Aufessen der Fingernägel. Andere Begriffe dafür sind Nägelkauen oder Nägelbeißen. Als Ursachen gelten Stress oder Nervosität, evtl. auch Hyperaktivität (ADHS). Es gilt in leichteren Fällen als Verhaltensstörung. In schwereren Fällen ist es Symptom einer Selbstbeschädigung bzw. Selbstverletzung im Rahmen einer Neurose oder Psychose.
Folgen des Fingernagelkauens sind oft Nagelbetterkrankungen und Infektionen, aber vor allem psychische Belastung durch Schamgefühle bis hin zu sozialer Isolation.

Grenzen der Selbstmedikation

Ein Besuch bei einem Kinderarzt ist notwendig

- bei schwerem selbstverletzendem Verhalten,
- bei schweren Unruhezuständen des Kindes,
- bei anderen Verhaltensauffälligkeiten,
- bei psychischer Belastung des Kindes,
- bei Störungen des Familienlebens,
- bei fehlgeschlagenen Versuchen, sich das Fingernagelkauen abzugewöhnen.

13.2 Hausmittel

Aufklärung. Eine beruhigende Information über das Fingernägelkauen als schlechte Angewohnheit, die auch wieder abgewöhnt werden kann, und der weiten Verbreitung solcher Gewohnheiten hilft, eine offene Einstellung gegenüber einer Verhaltensänderung einzunehmen. Ein erster Schritt ist es, zu beobachten, in welchen Situationen das Fingernägelkauen begonnen wird. Nur, wenn der Auslöser bekannt ist, kann das Verhalten frühzeitig bewusst gemacht und gegengesteuert werden. Ein Abgewöhnen ist ein Umlernprozess, der die Bereitschaft und das Einverständnis der betroffenen Person benötigt.

Handschuhe. Es besteht die Möglichkeit, das Verhalten zu beobachten und zu unterbinden, wenn Handschuhe getragen werden. Gerade, wenn das Kauen vom Betroffenen selbst unbemerkt ausgeführt wird, kann der Kontakt zwischen Mund bzw. Zähnen und Handschuh das automatisierte Verhalten unterbrechen und verhindern.

Bitterstoffe. Ein ähnliches Prinzip, aber optisch unauffälliger, ist das Bestreichen der Fingernägel mit bitterem Nagellack. Beim automatisierten Fingernagelkauen kommt es durch das bittere Geschmackserlebnis zu einem Bewusstwerden, dass man gerade dabei ist, das unerwünschte Verhalten durchzuführen. Es kann bewusst unterlassen werden. Auch für diese Methode ist die Bereitschaft des betroffenen Kindes erforderlich.

- Bitterstoffe (Stop'n grow – für Ki. ab 3 J.)

Hintergrundinformationen

Störung der Impulskontrolle oder Impulskontrollstörung. Diagnose der **Psychiatrie** und **klinischen Psychologie**. Damit wird ein Verhaltensablauf bezeichnet, bei dem durch einen als unangenehm erlebten Anspannungszustand ein bestimmtes **impulsiv** ausgeübtes Verhalten ausgelöst wird. Nach der Beschreibung in der ICD-10 ist es „durch wiederholte Handlungen ohne vernünftige Motivation gekennzeichnet, die nicht kontrolliert werden können und die meist die Interessen des betroffenen Patienten oder anderer Menschen schädigen".

Das impulsive Verhalten wird dranghaft, oft automatisch ausgeführt. Es wird zwar bewusst erlebt, kann aber willentlich nicht oder nur schwer verhindert werden. Die Verhaltensstörung kann eine sehr große Bandbreite umfassen: Essen, Kaufen, Spielen, **Nägelkauen**, Raserei im Straßenverkehr, exzessive **Masturbation**, **Selbstverletzungen** (teilweise auch bei der **Borderline-Persönlichkeitsstörung**).
Voraussetzung für eine Bewertung impulsiven Verhaltens als **psychische Störung** ist, dass es als unangepasst gelten kann – also entweder nicht den vernunftorientierten Zielen der betreffenden Person entspricht oder dem Betroffenen selbst oder anderen Personen Schaden zufügt (z. B. Schulden, Unfälle, Verletzungen).

Behandlungsansätze arbeiten u. a. mit kognitiver **Verhaltenstherapie**. Ziel ist es in diesem Fall, nicht nur den Impuls durch entsprechende bewusste Aufmerksamkeitslenkung auf die Auslöser des Verhaltens zu verhindern, sondern auch alternatives Verhalten zu lernen.

14 Halsschmerzen

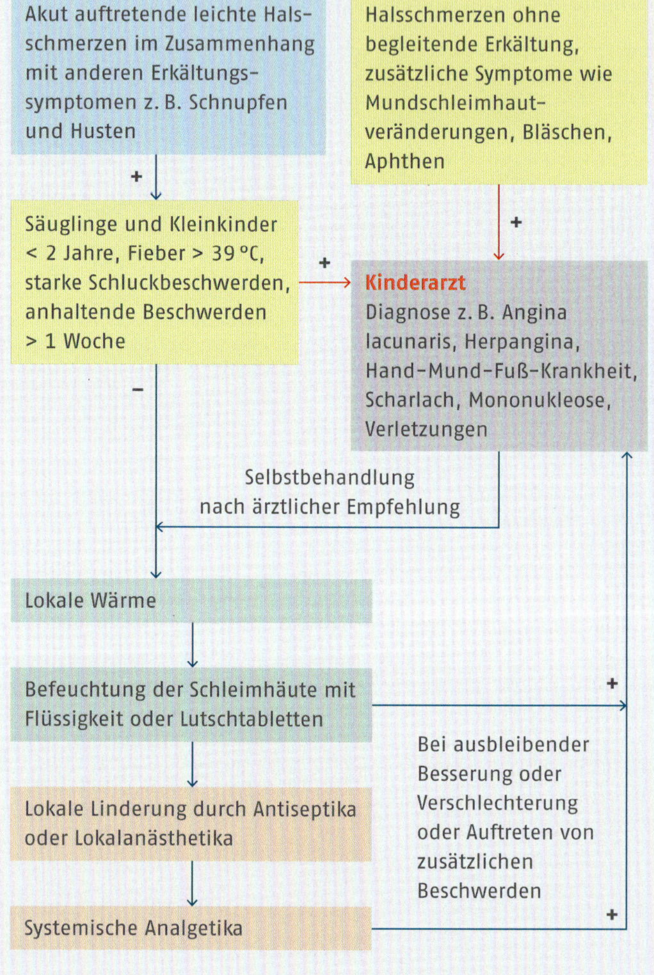

14.1 Grundlagen

Halsschmerzen treten meist als Begleitsymptom einer Erkältung in Kombination mit anderen Erkältungssymptomen, wie Heiserkeit, Schnupfen, Husten und erhöhter Körpertemperatur, auf. Ursache ist ein Virusinfekt, eine Schwellung der Tonsillen und eine lokale Entzündungsreaktion der Rachenschleimhaut. Das Symptom Heiserkeit spielt bei Kleinkindern keine Rolle. Bei Schulkindern wird es genauso behandelt wie Halsschmerzen.

Grenzen der Selbstmedikation

Ein Kinderarzt ist aufzusuchen bei

- Säuglingen und Kleinkindern unter zwei Jahren,
- Halsschmerzen anderer Ursache, d.h. ohne begleitende Erkältungssymptome,
- Auftreten schwerer Begleitsymptome, vor allem von hohem Fieber,
- anhaltenden Beschwerden über eine Woche.

14.2 Hausmittel

Wärme am Hals wirkt steigernd auf die lokale Abwehr. Am einfachsten kann sie durch ein Halstuch erreicht werden. In der Nacht soll auf Halstücher oder Wickel verzichtet werden, weil die Gefahr einer Strangulation besteht.

Wickel sind ein Hausmittel für Kinder ab zwei Jahren, wenn es für die Kinder als angenehm empfunden wird. Die Zeit, in der der Wickel einwirkt, sollte verwendet werden, um bei dem Kind zu sitzen und ihm eventuell etwas vorzulesen, so dass hier auch die Zuwendung als Heilmittel genutzt wird.

Der heiße oder warme Halswickel wirkt erwärmend und durchblutungsfördernd und ist besonders für kälteempfindliche, fröstelnde Patienten geeignet. Das Innentuch, z.B. ein kleines Frotteetuch oder Flanelltuch, wird mit heißem Wasser übergossen (Thermometerkontrolle: 40–45 °C), ausgedrückt, so dass es nicht mehr tropft, und möglichst schnell (also möglichst warm) um den Hals gewickelt. Dann wird es mit einem größeren Tuch, z.B. Windel oder Schal, bedeckt, so dass die Wärme möglichst

lang (meist 30 bis 60 Minuten) erhalten bleibt. Danach wird der Hals mit einem Tuch oder einem Schal warm gehalten.
Alternativ gibt es noch kalte, abkühlende Wickel für eine akute Angina mit Entzündungszeichen und erhöhter Körpertemperatur oder kalte, sich erwärmende Wickel, wenn die Beschwerden schon einige Tage bestehen.
Als Hausmittel werden zur Verstärkung der Wirkung ausgekochte Zwiebeln oder heiße zerdrückte Kartoffeln mit in das Innentuch eingelegt.

- Halswickel (Wickel & Co® Halswickel-Set)

14.3 Befeuchtung der Rachenschleimhaut

14.3.1 Arzneitees

Das Trinken von Arzneitees verbessert durch ausreichende Flüssigkeitszufuhr und Wärme die Befeuchtung der Schleimhäute sowie die Immunabwehr. Hier kommt es weniger auf die korrekte Arzneidrogenauswahl an, als darauf, dass das Kind den Tee gerne trinkt. Kamille wirkt leicht antientzündlich, Salbei adstringierend auf entzündetes Gewebe.

- Arzneitees z. B. mit Anis, Lindenblüten, Thymian (Sidroga Bio Kinder Hustentee®)
- Malvenblätter (Malvae folium, Sidroga® Reizhustentee)
- Kamille (Chamomillae flos, Sidroga® Kamille)
- Salbei (Saviae folium, Sidroga® Salbeiblätter – für Ki. ab 6 J.)

14.3.2 Schleimdrogen als Saft

Schleimdrogen bewirken eine anhaltende Befeuchtung der Rachenschleimhaut. Bei der Verwendung von Säften hat man wegen der höheren Viskosität bessere Hafteigenschaften auf der Mund- und Rachenschleimhaut als beim Trinken eines Tees.

- Malvenblüten, Isländisch Moos (neo-angin® junior Halsschmerzsaft – für Ki. ab 1 J.)

14.3.3 Halssprays

Wenn die Anwendung vom Kind akzeptiert wird, können Hals- und Rachensprays zur Befeuchtung der Rachenschleimhaut und zur lokalen Anbringung von Pflanzenextrakten verwendet werden.

- Kamillenblütenextrakt, Pfefferminzöl, Anisöl (Kamillosan® Mund- und Rachenspray – für Ki. ab 6 J.)
- Echinacea Mund- und Rachenspray Wala® (u. a. Echinacea (HOM), Calendula (HOM) – für Ki. ab 4 J.)

14.3.4 Lutschtabletten

Sobald die Kinder Bonbons lutschen können, ohne sie zu verschlucken und sich daran zu verschlucken, können befeuchtende Bonbons oder medizinische Lutschtabletten eingesetzt werden.

- Salbei (Dallmann's Salbeibonbons – für Ki. ab 4 J.)
- Emser Salz (Emser® Pastillen ohne Menthol – ohne Altersbeschränkung)
- Hyaluronsäure (GeloRevoice® für Ki. ab 6 J.)
- Isländisch Moos (Isla® Junior Erdbeer – für Ki. ab 4 J.)

14.4 Antiseptika

Sobald die Kinder Bonbons bzw. Lutschtabletten lutschen können, ohne sie zu zerbeißen oder sich daran zu verschlucken, können typische Halsschmerztabletten eingesetzt werden, wenn sie für Kinder zugelassen sind. Besondere Geschmackszusätze (z. B. Neoangin® Halstabletten Kirsche, Dobensana® Junior Zitrone und Honig) werden von Kindern bevorzugt.

- Amylmetacresol, 2,4-Dichlorbenzylalkohol (Dobensana® Junior – für Ki. ab 6 J., Neoangin® Halstabletten – für Ki. ab 2 J.)

14.5 Lokalanästhetika

Lokalanästhetika werden zur lokalen Schmerzlinderung eingesetzt. Typische Lokalanästhetika wirken wg. des abgesenkten pH-Werts auf entzündetem Gewebe nur eingeschränkt. Benzydamin wirkt lokal antiphlogistisch und leicht anästhetisch. Es werden Minz-, Orange-, Honig- und Zitronengeschmack angeboten. Ambroxol wirkt mukolytisch, lokalanästhetisch und antiinflammatorisch. Die Halsschmerztabletten unter der Bezeichnung Mucoangin® sind erst für Kinder ab zwölf Jahren zugelassen.

- Lidocain (in Wick® Sulagil® Halsspray – für Ki. ab 6 J.)

- Benzydamin (Tantum verde® Spray zur Anwendung in der Mundhöhle – ohne Begrenzung, Tantum verde® Lutschtabletten – für Ki. ab 6 J., Neo-angin® Benzydamin Lutschtabletten – für Ki. ab 6 J.)
- Ambroxol (Mucosolvan® Lutschpastillen – für Ki. ab 6 J.)

14.6 Analgetika

Bei starken Halsschmerzen und schmerzbedingten Schluckbeschwerden werden zur systemischen Schmerzlinderung bei Kindern Paracetamol (ohne Altersbeschränkung) oder Ibuprofen (zugelassen für Kinder ab sechs Monaten) eingesetzt. Vor allem bei Paracetamol ist die exakte Dosierung in Bezug auf Alter und Gewicht zu beachten, um toxische Leberschäden zu vermeiden. **Cave:** Die Dosierungen bei der Gabe von Saft und Zäpfchen unterscheiden sich.

Paracetamol

- 75 mg (ben-u-ron® 75 mg Zäpfchen – für Ki. bis 6 Mon.)
- 125 mg (ben-u-ron® 125 mg Zäpfchen, Paracetamol-Generika – für Ki. von 6–24 Mon.)
- 250 mg (ben-u-ron® 250 mg Zäpfchen, Paracetamol-Generika – für Ki. von 2–8 J.)
- 500 mg (Paracetamol-ratiopharm® 500 mg Zäpfchen – für Ki. ab 8 J.)
- Saft (ben-u-ron® Saft, Paracetamol-ratiopharm® Lösung – ohne Altersbeschränkung)

Ibuprofen

- 60 oder 75 mg (ib-u-ron® 75 mg Zäpfchen, Nurofen® Junior 60 mg Zäpfchen – für Ki. von 8 Mon.–2 J.)
- 150 mg (ib-u-ron® 150 mg Zäpfchen, Nurofen® Junior 125 mg Zäpfchen – für Ki. von 3–9 J.)
- Saft (Ibuprofen-Generika 2 % Saft – für Ki. ab 6 Mon.; Ibuprofen-Generika 4 % Saft – für Ki. ab 6 J.)

14.7 Alternative Therapie

Zugelassen nach traditionellen Indikationen sind z. B. Meditonsin® Streukügelchen oder Tropfen bei akuten Entzündungen des Hals-, Nasen- und Rachenraums (für Säuglinge ab sieben Monaten), Tonsipret®

Tropfen bei entzündlichen Erkrankungen des Rachens (für Kinder ab einem Jahr) und Tonsiotren® H Tabletten bei Beschwerden mit Entzündungen des Rachenraums (für Kinder ab sechs Jahren).

Hintergrundinformationen

Alter. Säuglingen und Kleinkindern unter zwei Jahren kann man Halsschmerzen nicht ansehen. Begleitende Heiserkeit kann ein Hinweis sein, manchmal aber auch Folgeerscheinung von andauerndem Weinen. Der Grund für Weinen, Schreien und Unruhezustände sollte durch eine Untersuchung beim Kinderarzt geklärt werden.

Besondere Begleitsymptome. Eitrige Beläge auf den Tonsillen („weiße Stippchen"), hohes Fieber, manchmal in Kombination mit Erbrechen und Bauchschmerzen (z. B. eitrige Angina tonsillaris), starke Schluckbeschwerden, unangenehmer Mundgeruch (z. B. Plaut-Vincent-Angina), Bläschen und Geschwüre auf der Mundschleimhaut (z. B. Herpangina), gleichzeitig auftretende Hautausschläge, geschwollene Lymphknoten oder eine himbeerrote Zunge (z. B. Scharlach) sind Gründe für einen sofortigen Arztbesuch. Über drei Tage anhaltende Beschwerden sollten ebenfalls vom Kinderarzt abgeklärt werden.

Eitrige Angina tonsillaris (Scharlach). Auslöser sind meist β-hämolysierende Streptokokken. Klinik: Halsschmerzen, Rötung, Schwellung der Tonsillen, belegt mit weißen Stippchen oder eitrigen Belägen. Begleitsymptome sind oft hohes Fieber, Lymphknotenschwellung, manchmal Erbrechen und Bauchschmerzen. Bei gleichzeitig auftretendem Exanthem spricht man von Scharlach, ausgelöst durch pyrogene Exotoxine der Streptokokken. Zusätzliche Symptome sind eine dunkelrote Verfärbung der Rachenschleimhaut und Tonsillen (Enanthem), eine gerötete Zunge mit erhabenen Papillen (Himbeerzunge) sowie eine periorale Blässe und ein Exanthem, das am Brustkorb beginnt und schließlich den gesamten Körper überzieht. Eine Antibiose ist erforderlich. Cave: Komplikationen möglich: Nierenbeckenentzündungen, rheumatisches Fieber, Sepsis.

Infektiöse Mononukleose (Pfeiffer-Drüsenfieber). Es handelt sich um eine subakute Infektion im Kleinkindalter und eine akute Infektion im Jugendlichenalter. Auslöser ist das Epstein-Barr-Virus. Symptome sind hohes Fieber, eine Entzündung des Rachens und der Tonsillen sowie eine Lymphknotenvergrößerung. Komplikationen sind möglich, eine körperliche Schonung angezeigt.

Plaut-Vincent-Angina. Typisch ist die einseitig geschwürige Veränderung einer Tonsille mit starken Schluckbeschwerden und Mundgeruch. Eine Antibiose ist erforderlich!

Herpangina. Auslöser ist das Coxsackie-A-Virus. Die Symptome sind Bläschen sowie flache Geschwüre auf der gesamten Mundschleimhaut.

15 Hand-Mund-Fuß-Krankheit

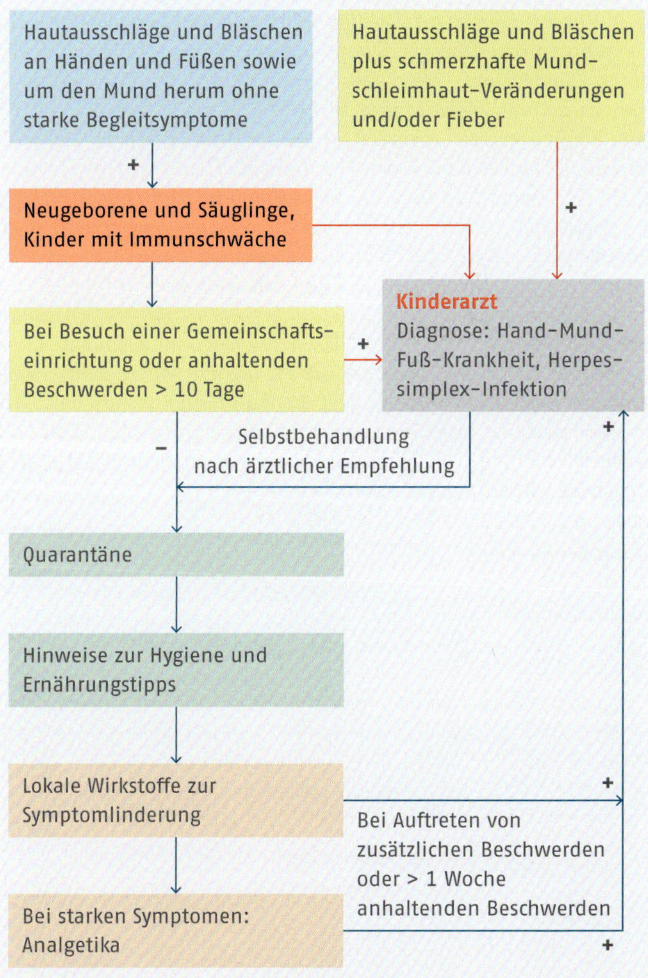

15.1 Grundlagen

Auch: Hand-Fuß-Mund-Krankheit. Es handelt sich um eine meist harmlose, aber hochansteckende Infektionskrankheit, ausgelöst durch Coxsackie-A-Viren (Serotyp 16). Die Krankheit betrifft überwiegend Kinder unter zehn Jahren. Typische Symptome sind Hautausschläge und Bläschen an Händen und Füßen sowie im und um den Mund herum. Die Aphthen im Mund an der Mundschleimhaut, am Zahnfleisch und auf der Zunge können extrem schmerzhaft sein und das Essen in dieser Zeit erschweren. Die Flecken an den Handinnenflächen und Fußsohlen entwickeln sich weiter zu Bläschen, die jucken und schmerzhaft sein können. Begleitend tritt oft leichtes bis mittelhohes Fieber auf, leichte Schmerzen im Hals oder Bauch, gelegentlich Appetitlosigkeit und Magen-Darm-Beschwerden. Die Krankheit wird über Tröpfchen- oder Schmierinfektion übertragen.

Beim Aufkratzen der juckenden Bläschen werden im darin enthaltenen Sekret Viren freigesetzt, die über die Hände auf andere Körperstellen übertragen werden können und dort ebenfalls Hautausschlag auslösen.

Kurze Zeit nach der Infektion kann es zu Veränderungen an Hand- oder Fußnägeln kommen. Möglicherweise lösen sich befallene Nägel sogar ab. Sie wachsen vollständig und gesund wieder nach.

Grenzen der Selbstmedikation

In jedem Fall sollte ein Kinderarzt aufgesucht werden:

- bei Neugeborenen und Säuglingen,
- bei Kindern mit Immunschwäche,
- bei Kindern, die regelmäßig Gemeinschaftseinrichtungen (Krabbelgruppe, Kindergarten, Grundschule) aufsuchen, um sie von dem Besuch freizustellen und eine weitere Verbreitung der Infektion zu verhindern,
- bei über 14 Tage anhaltenden Beschwerden.

15.2 Hausmittel

Isolation/Quarantäne. Betroffene Kinder dürfen nicht mit anderen Kindern in Kontakt kommen, um eine weitere Ausbreitung der Infektion zu vermeiden.

Hygiene. Eine gründliche Hygiene kann die Verbreitung der Infektion reduzieren. Dafür müssen vor allem die Hände des betroffenen Kindes und der pflegenden Person regelmäßig gründlich mit Seife gewaschen werden. Beruhigungs- und Trinksauger sollten sterilisiert oder ausgewechselt werden. Dasselbe gilt für alle Gegenstände, die regelmäßig in den Mund genommen werden.

Eine viruzide Desinfektion mit geeigneten Antiseptika kann unterstützend eingesetzt werden. Das Desinfektionsmittel wird unverdünnt in die trockenen Hände eingerieben, dabei ist darauf zu achten, dass alle Hautpartien erfasst werden. Besonderes Augenmerk soll auf Fingerkuppen und Daumen gerichtet werden. Die Hände müssen während der gesamten Einreibezeit feucht gehalten werden. Gegen Coxsackie-Viren ist eine Einwirkzeit von einer Minute empfohlen.

- Ethanol (Sterillium® Virugard Lösung)

Ernährung. Wegen der schmerzhaften Läsionen im Mund fällt das Essen und Trinken schwer. Es ist darauf zu achten, dass vor allem kleine Kinder ausreichend trinken, um einen Flüssigkeitsmangel (Dehydratation) zu verhindern. Allgemeine Empfehlungen sind:

- Speisen und Getränke kühlen,
- bevorzugt Wasser oder kalten Tee anbieten, auf säurehaltige Getränke verzichten,
- weiche Nahrung wie Pudding, Joghurt, Eis, Haferflocken oder Toastbrot auswählen,
- auf saures Obst verzichten; zerdrückte Bananen oder geriebene Äpfel werden meist gut vertragen.

15.3 Lokalanästhetika

Gegen die schmerzhaften Aphthen im Mund können lokal wirksame betäubende Mundgele verwendet werden. Dafür wird das Gel auf einen Watteträger aufgetragen und punktgenau auf die schmerzhaften Stellen getupft. Die Wirkung setzt kurze Zeit nach dem Auftragen ein. Deshalb ist eine Anwendung direkt vor einer Mahlzeit sinnvoll. Die Gele werden durch Nahrungsbestandteile und durch den Speichel wieder abgewaschen. Deshalb ist es empfehlenswert, sie mehrmals täglich anzuwenden. Bei Säuglingen und Kleinkindern ist darauf zu achten, dass die richtige Konzentration des Lokalanästhetikums verwendet wird (z. B. viermal täglich ein erbsengroßes Stück bei Dynexan® Mundgel).

- Lidocain (Dynexan® Mundgel – ohne Altersbeschränkung)
- Lidocain + Kamillenblütenextrakt + Salbeiextrakt (InfectoGingi® Mundgel – ohne Altersbeschränkung)
- Lidocain + Kamillenblütenextrakt (Kamistad® Gel – für Ki. ab 12 J.)
- Polidocanol (in Kamistad® Baby – ohne Altersbeschränkung)

15.4 Gerbstoffe

Lokal angewendete Gerbstoffe führen zu einer Austrocknung der behandelten Stelle und damit zur Bildung einer schützenden Schicht über der Schleimhautläsion. Auf der Mundschleimhaut können z. B. Ratanhia- oder Myrrhentinktur verwendet werden. Auf der Haut, vor allem für Hände und Füße, können Aluminiumsalze oder Eichenrindenextrakte als Badezusatz oder in Cremes eingesetzt werden.

- Ratanhiatinktur, Myrrhentinktur, Rhabarbertinktur
- Aluminiumsalze (Essigsaure Tonerde)
- Eichenrinde (Quercus cortex)
- Phenol-Methanol-Harnstoff-Kondensat, sulfoniert (Tannosynt® Lotio – ab 1 Mon., Tannolact® Creme – ab 1 Mon.)

15.5 Pflanzliche Antiphlogistika

Zur Förderung der Wundheilung können Kamille oder Salbei eingesetzt werden. Sie können lokal aufgetupft werden, bei größeren Kindern können sie als Mund- und Rachenspray oder als Gurgellösung eingesetzt werden.

- Kamillenblütenextrakt (Kamillosan® Mund- und Rachenspray – für Ki. ab 6 J., Kamillosan® Konzentrat – für Ki. ab 6 J., in der Selbstmedikation für Ki. ab 12 J., in Kamistad® Baby – ohne Alterbeschränkung)
- Salbeiextrakt (InfectoGingi® Mundgel – ohne Altersbeschränkung)

15.6 Analgetika

Bei begleitendem Fieber oder starken Schmerzen kann der Arzt zusätzlich die Einnahme bzw. Anwendung von Paracetamol oder Ibuprofen empfehlen. Dosierung und Anwendung siehe Fieber (▸Kap. 12).

Hintergrundinformationen

Coxsackie-Viren. Unterschiedliche Serotypen des Coxsackie-Virus können unterschiedliche Krankheitsbilder auslösen: Herpangina, Pharyngitis, Sommergrippe, Exantheme oder gastro-intestinale Infektionen.

Stomatitis aphthosa. Auch Herpesviren können in der Primärinfektion eine hochfieberhafte, schmerzhafte Stomatitis auslösen. Hier beschränken sich die Ulzera auf Zunge und Mundschleimhaut. Eine Reinfektion durch Infektionen, Sonneneinstrahlung o. ä. führt dann üblicherweise zu einem Ausbruch eines Herpes labialis.

16 Hautausschlag

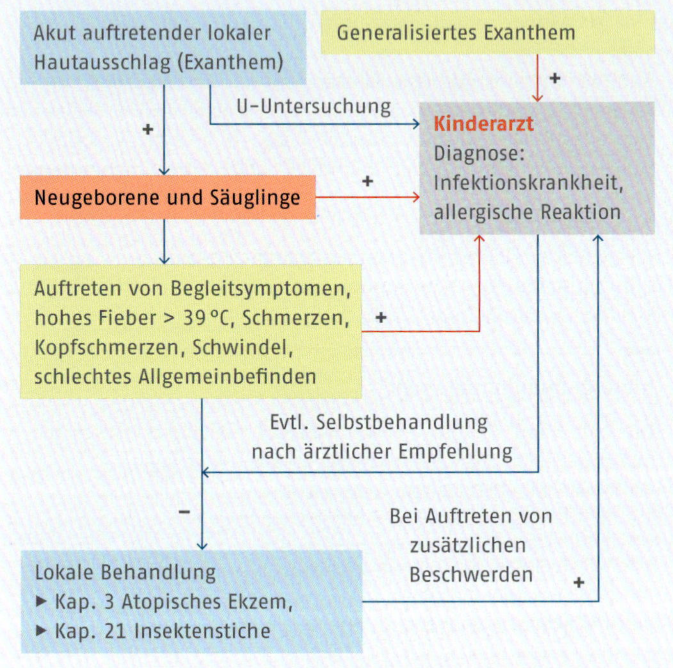

16.1 Grundlagen

Ein akut auftretender Hautausschlag (Exanthem) ist im Kindesalter häufig Zeichen einer Infektionserkrankung, seltener einer Arzneimittelunverträglichkeit oder einer allergischen Reaktion.

Grenzen der Selbstmedikation

Bei akut auftretenden Hautausschlägen sollte zur Abklärung der Ursache und Vermeidung von weiterer Ansteckung immer ein Kinderarzt aufgesucht werden. Ein sofortiger Arztbesuch ist vor allem bei schweren Begleitsymptomen erforderlich, wie z. B. bei

- hohem Fieber,
- Schmerzen, Kopfschmerzen, neurologischen Symptomen,
- Durchfällen,
- schlechtem Allgemeinbefinden.

16.2 Behandlung

Eine lokale Behandlung der Hautausschläge erfolgt nur in Ausnahmefällen nach Empfehlung oder Verordnung des Arztes.

Hand-Mund-Fuß-Krankheit (▸ Kap. 15), atopisches Ekzem (▸ Kap. 3).

Hintergrundinformationen

Eine Reihe von Infektionskrankheiten, die gehäuft im Kindesalter auftreten (sog. „Kinderkrankheiten") zeichnen sich durch Auftreten von typischen Exanthemen aus, die sich in der Lokalisation, in der Morphologie und im Krankheitsverlauf unterscheiden.

Masern. Eine Schutzimpfung gegen das Masernvirus ist möglich (▸ Kap. 1.1.2). Das Prodromalstadium zeigt sich über drei bis fünf Tage mit allgemeinen Krankheitszeichen, Fieber, Rhinitis, Konjunktivitis und Husten. Danach tritt ein typisches Masern-Exanthem auf, das nach dem dritten Tag abblasst. Die Erkrankung ist hochansteckend und meldepflichtig. Mögliche Komplikationen sind bakterielle Folgeinfektionen und schwerwiegende neurologische Enzephalitiden (akute Masernenzephalitis, Häufigkeit 1 Kind von 1000 Erkrankten; subakute sklerosierende Panenzephalitis, Häufigkeit 5 Kinder von 1 Mio. Erkrankten).

Scharlach. Scharlach ist eine Angina tonsillaris plus Exanthem, ausgelöst durch Streptococcus pyogenes. Es ist keine Schutzimpfung möglich. Leitsymptome sind Fieber, Halsschmerzen, Erbrechen, Enanthem (entzündliche Verfärbung der Rachenschleimhaut), eine sog. Himbeerzunge, ein Exanthem, das am Brustkorb beginnt und in Folge den ganzen Körper überzieht, vor allem die Leistengegend. Desweiteren zeigt sich eine typische Blässe um den Mund herum (perioral).

Röteln. Eine Schutzimpfung gegen das Rötelnvirus (Rubivirus) ist möglich (▸Kap. 1.1.2). Das Prodromalstadium ist mild mit mäßigem Fieber, Rhinitis/Konjunktivitis und geschwollenen Lymphknoten. Das Rötelexanthem beginnt im Gesicht und breitet sich über Körper und Extremitäten aus. Komplikationen sind vor allem bei einer Erkrankung während der Schwangerschaft möglich: Rötelnembryopathien können auftreten, bei einer Erkrankung zwischen der ersten und elften Schwangerschaftswoche kommt es in 85 % der Fälle zu Aborten, Frühgeburten oder Fehlbildungen, typischerweise Herzfehler, Katarakt und Innenohrschwerhörigkeit.

Ringelröteln. Es handelt sich um eine mäßig bis stark kontagiöse Infektionskrankheit, ausgelöst durch das Parvovirus B19. Es ist keine Schutzimpfung möglich. Ohne Vorboten und ohne schwere Beeinflussung des Allgemeinzustands kommt es zum Auftreten eines Wangenerythems in Schmetterlingsform mit perioraler Blässe. Anschließend zeigt sich ein juckendes, girlandenförmiges Exanthem an Stamm und Extremitäten, was zentrale Abblassungen zeigt, also die Form von „Ringeln". Mädchen haben Ringelröteln häufiger in Kombination mit Gelenkschmerzen. Bei Erkrankungen in der Schwangerschaft sind fetale Komplikationen möglich.

Windpocken (Varicellen). Hochansteckende Erkrankung durch Varicella-Zoster-Virus. Eine Schutzimpfung ist möglich (▸Kap. 1.1.2). Es kommt zum schubförmig auftretenden Exanthem mit Flecken (Maculae), Knötchen (Papulae), Bläschen (Vesikulae) und Krusten (Crustae), die nebeneinander auftreten (sog. „Sternenhimmel"), sowie zu ausgeprägtem Juckreiz. Komplikationen sind bakterielle Sekundärinfektionen, Enzephalitiden (Häufigkeit 1:10 000, mit schlechter Prognose), Infektionen in der Schwangerschaft (Varizellenembryopathie) und Infektionen in den ersten Lebenstagen.

Dreitagefieber (Exanthema subitum). Es handelt sich um eine gutartige Viruserkrankung, ausgelöst durch das Herpesvirus 6 (HHV-6). Für drei bis fünf Tage kommt es zu hohem Fieber (39,5–41 °C) bei überraschend gutem Allgemeinzustand. Bei Entfieberung am vierten Krankheitstag tritt ein flüchtiges, meist fleckiges, nur leicht papulöses Exanthem an Nacken und Stamm auf. Als Komplikation kann es zu Fieberkrämpfen kommen.

17 Heiserkeit

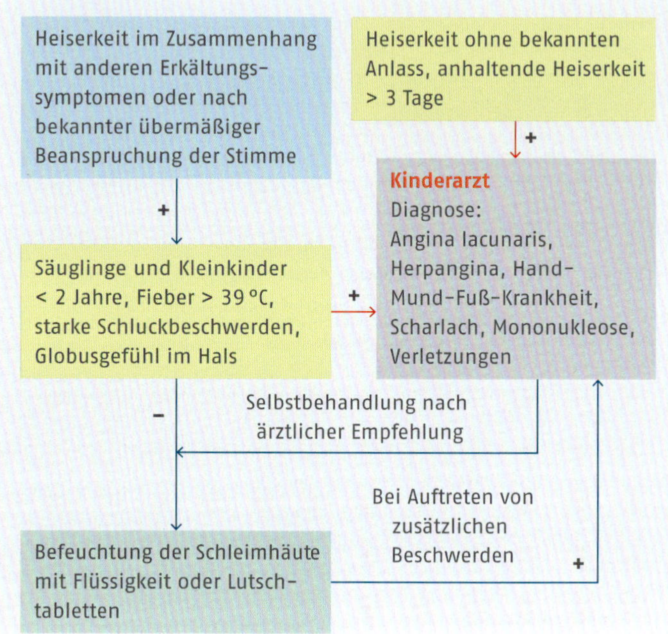

17.1 Grundlagen

Eine belegte, raue oder tonlose Stimme entsteht bei Kindern meist durch einen viralen Infekt (▸Kap. 10 + 14). Manchmal ist auch eine Überanspruchung der Stimme bei Kindergeburtstagen oder nach heftigem Schreien verantwortlich. Das Symptom Heiserkeit wird oft als Störung wahrgenommen, muss aber nicht gezielt behandelt werden.

Grenzen der Selbstmedikation

Ein Kinderarztbesuch ist dringend anzuraten bei

- Heiserkeit aus unbekannten Ursachen, d. h. ohne begleitende Erkältungssymptome oder ohne Stimmbelastung,
- Auftreten eines Globusgefühls (Kloß im Hals, Schluckbeschwerden),
- schweren Begleitsymptomen, vor allem bei hohem Fieber,
- anhaltenden Beschwerden über drei Tagen.

17.2 Hausmittel

Wärme und Wickel helfen, die gereizte Rachenschleimhaut wieder abzuheilen. Es gelten die gleichen Empfehlungen wie in ▸Kap. 14.

17.3 Befeuchtung der Rachenschleimhaut

17.3.1 Arzneitees

Ausreichende Flüssigkeitszufuhr und Wärme verbessern die Befeuchtung der Schleimhäute und die Immunabwehr. Hier kommt es weniger auf die korrekte Arzneidrogenauswahl an, als darauf, dass das Kind den Tee gerne trinkt. Kamille wirkt leicht antientzündlich, Salbei adstringierend auf entzündetes Gewebe.

- Arzneitees z. B. mit Anis, Lindenblüten, Thymian (Sidroga Bio Kinder Hustentee®)
- Malvenblätter (Malvae folium, Sidroga® Reizhustentee)
- Kamille (Chamomillae flos, Sidroga® Kamille)
- Salbei (Saviae folia, Sidroga® Salbeiblätter – für Ki. ab 6 J.)

17.3.2 Schleimdrogen als Saft

Wegen der höheren Viskosität ergeben sich bessere Hafteigenschaften auf der Mund- und Rachenschleimhaut als beim Trinken eines Tees. Lokaler Effekt durch Schleimdrogen.

- Malve, Isländisch Moos (neo-angin® junior Halsschmerzsaft – für Ki. ab 1 J.)

17.3.3 Halssprays

Wenn die Anwendung vom Kind akzeptiert wird, können Hals- und Rachensprays zur Befeuchtung der Rachenschleimhaut und zur lokalen Anbringung von Pflanzenextrakten verwendet werden.

- Kamillenblütenextrakt, Pfefferminzöl, Anisöl (Kamillosan® Mund- und Rachenspray – für Ki. ab 6 J.)
- Echinacea Mund- und Rachenspray Wala® (u. a. Echinacea (HOM), Calendula (HOM) – für Ki. ab 4 J.)

17.3.4 Lutschtabletten

Sobald die Kinder Bonbons lutschen können, ohne sie zu verschlucken und sich daran zu verschlucken, können medizinische Lutschtabletten eingesetzt werden.

- Salbei (Dallmann's Salbeibonbons – für Ki. ab 4 J.)
- Emser Salz (Emser® Pastillen ohne Menthol – ohne Altersbeschränkung)
- Hyaluronsäure (GeloRevoice® – für Ki. ab 6 J.)
- Isländisch Moos (Isla® Junior Erdbeer – für Ki. ab 4 J.)

Hintergrundinformationen

Andere Ursachen. Heiserkeit kann andere Ursachen als eine Erkältungserkrankung haben. Eine Möglichkeit ist eine Überbeanspruchung der Stimme durch übermäßiges Schreien. Auf Nachfrage gibt es nachvollziehbare Gründe, wie laute Familienfeiern, Kindergeburtstage, Sportveranstaltungen, oder auch nicht nachvollziehbare Erklärungen, die ein Hinweis auf verborgene Schmerzen oder auch Misshandlungen sein können. Andere mögliche Ursachen sind Fehlbildungen oder Gewebewucherungen.

Globusgefühl. Ein vorliegendes Globusgefühl (Kloß im Hals) kann als Begleitsymptom von Halsschmerzen und Heiserkeit vorliegen. Daneben kommen aber auch ganz andere Ursachen in Frage. Ein Globusgefühl kann z. B. psychogen bedingt sein, als Symptom bei Stress oder Depression. Es kann sich um ein Symptom einer Struma oder einer Gewebewucherung im Hals-/Rachenbereich handeln. Manchmal sind Blockaden der Halswirbelsäule Grund für chronische Heiserkeit und Globusgefühl. Auch ein Reflux kommt als Ursache in Frage.

18 Heuschnupfen

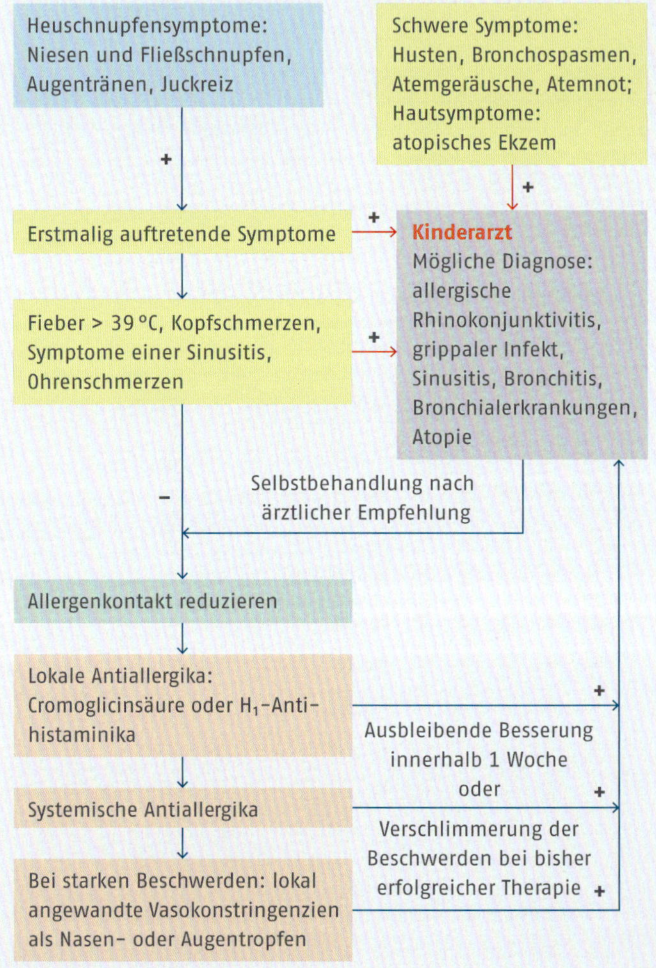

18.1 Grundlagen

Syn. Allergische Rhinitis bzw. Konjunktivitis. Allergisch ausgelöste Symptome im Bereich der Schleimhäute der Nase oder des Auges. Typische Symptome sind Schnupfen mit Niesen, Juckreiz, übermäßiger Sekretion der Nasenschleimhaut von dünnflüssigem Sekret, Anschwellen der Nasenschleimhaut bis zur Obstruktion sowie Bindehautreizungen (auch hier Juckreiz, vermehrter Tränenfluss, Schwellungen). Im Unterschied zu Virusinfekten sind die Beschwerden chronisch (länger als zwei Wochen anhaltend) und/oder jahreszeitlich rezidivierend. Auslöser sind meist Blüten- oder Gräserpollen, aber auch Schimmelpilzsporen, Hausstaubmilbenkot oder Tierhaare. Bei allergischer Disposition Risiko der Entwicklung von Asthma bronchiale.

Grenzen der Selbstmedikation

Ein Kinderarztbesuch ist erforderlich bei

- erstmalig auftretenden Beschwerden, die von den Symptomen eines leichten Virusinfekts abweichen; zur Abklärung der Diagnose,
- starken allergischen Symptomen, die sich mit der bisher verordneten Therapien nicht behandeln lassen,
- Auftreten von Fieber, Kopfschmerzen, Symptomen einer Sinusitis, Ohrenschmerzen, Hörminderung,
- Auftreten von Bronchialsymptomen, Husten, Atemgeräuschen, Atemnot, allergischem Astma,
- Auftreten von Hautsymptomen (▶ Kap. 3).

18.2 Hausmittel

Allergenkontakt reduzieren. Soweit es möglich ist, sollte der Kontakt mit einem bekannten Allergen reduziert werden. Bei einer **Pollenallergie** können Aufenthalte im Freien nicht vermieden werden, aber bei entsprechender Vorhersage des Deutschen Wetterdienstes (www.dwd.de/pollenflug) evtl. eingeschränkt werden. Um die Allergenbelastung zur Nacht zu reduzieren, sollte das Kind abends geduscht und seine Haare gewaschen werden. Die Kleidung des Tages sollte außerhalb des Schlafraums gelagert werden. Es sollte bei geschlossenem Fenster schlafen. Bei einer

Allergie gegen **Tierhaare** sollte der Kontakt mit dem Tier vermieden werden.

Bei einer **Hausstaubmilbenallergie** sollten in der Wohnung Staubfänger wie Gardinen, Teppiche und offene Bücherregale vermieden werden. Alle Flächen sollten feucht gewischt werden können. Grünpflanzen und Schnittblumen sind aus dem Schlafraum, evtl. aus der gesamten Wohnung, zu entfernen. Kuscheltiere sollten entweder bei 60 °C waschbar sein oder für 24 Stunden in die Tiefkühltruhe. Danach lassen sich die Milben ausschütteln. Oberbett, Kopfkissen und Bettwäsche sollten ebenfalls regelmäßig, wenn möglich, bei mind. 60 °C, gewaschen werden. Matratzen und nicht waschbare Bettdecken oder Kopfkissen sollten alle fünf bis acht Jahre erneuert werden und mit milbendichten Überzügen, sog. Encasings, versehen werden (verordnungsfähig). Teppich, Teppichböden oder Polstermöbel sollten, wenn möglich, vermieden werden. Wenn sie vorhanden sind, sollten sie regelmäßig gründlich gereinigt und evtl. mit einem milbenabtötenden Spray behandelt werden. Hierfür werden textile Oberflächen alle sechs Monate mit einer ausreichenden Menge des Sprays in einem gut belüfteten Raum besprüht.

- Encasings (Allergocover®, Allsana®, Tauro®)
- Neemöl, Margosa-Extrakt (Milbopax® Milbenspray)

Befeuchtung der Schleimhäute. Gesunde, ausreichend befeuchtete Schleimhäute können Allergene abhalten. Zur Befeuchtung ist es ratsam, ausreichend (Wasser) zu trinken und lokal angewendete Nasensprays oder Augentropfen zum Ausspülen von Allergenen zu verwenden. Auch das Aufsprühen von Thermalwassersprays ins Gesicht bei geschlossenen Augen wird als angenehm empfunden.

Für die Nase

- Kochsalz oder Salzmischungen (Bepanthen® Meerwasser Nasenspray, Mar® plus Nasenspray, Rhinodoron® Nasenspray, Emser® Nasentropfen, Olynth® salin – ohne Altersbeschränkung; Rinupret® Nasenspray – für Ki. ab 6 J.)

- Ectoin (Olynth® Ectomed, Livocab® Ectomed Nasenspray – für Ki. ab 6 J.)
- Natriumhyaluronat (Hysan® Pflegespray Nasenspray – ohne Altersbeschränkung)

Für die Augen

- Hypromellose (Berberil® Dry Eye – ohne Altersbeschränkung)
- Natriumhyaluronat (Bepanthen® Augentropfen, Hylo-Vision® HD Augentropfen – ohne Altersbeschränkung)

Für das Gesicht

- Thermalwasserspray (La Roche Posay, Avène, Vichy® – ohne Altersbeschränkung)

18.3 Mastzellstabilisatoren

Zur symptomatischen Behandlung stehen lokal wirksame Antiallergika zur Verfügung. Eine Stabilisierung der Mastzellen verringert die Ausschüttung von Histamin und damit die durch Histamin ausgelösten Symptome. Die Anwendung erfolgt viermal täglich, der Wirkungseintritt nach einer Latenzzeit von ca. 48 Stunden. Eine regelmäßige Anwendung wird zur Basistherapie empfohlen.

Cromoglicinsäure

- Augentropfen (Vividrin® antiallergische Augentropfen, Cromophtal® – ohne Altersbeschränkung)
- Nasenspray (Vividrin® Nasenspray gegen Heuschnupfen; Generika – ohne Altersbeschränkung)

18.4 Lokale H_1-Antihistaminika

Verringerung der Histaminwirkung durch Rezeptorblockade. Der Wirkstoff ist zur Behandlung akuter Symptome geeignet. Eine effizientere Wirkung tritt bei regelmäßiger Anwendung zweimal täglich ein. Eine Anwendung von Azelastin ist zur Behandlung der saisonalen allergischen Rhinitis bzw. Konjunktivitis für Kinder ab vier Jahren geeignet, der nicht-saisonalen allergischen Rhinitis für Kinder ab zwölf Jahren.

Azelastin

- Augentropfen (Vividrin® akut, Pollival® Augentropfen – für Ki. ab 4 J.)
- Nasenspray (Vividrin® akut, Allergodil® akut – für Ki. ab 6 J.)

Levocabastin

- Augentropfen (Livocab® direkt Augentropfen – für Ki. ab 1 J.)
- Nasenspray (Livocab® direkt Nasenspray – für Ki. ab 1 J.)

18.5 Systemische H_1-Antihistaminika

Systemische Histaminrezeptorblockade bei starken Beschwerden oder lokal nicht begrenzten Symptomen. Eine Verordnung erfolgt meist durch den Kinderarzt. Unterschieden wird zwischen Antihistaminika der ersten Generation (Dimetinden, Clemastin, Azelastin) mit typischen cholinergen Nebenwirkungen einschließlich Müdigkeit und Antihistaminika der zweiten Generation (Loratadin, Cetirizin). Diese haben meist keine zentrale Nebenwirkungen.

- Dimetinden (Fenistil® Tropfen – für Ki. ab 1 J., Fenistil® Dragees – für Ki. ab 3 J.)
- Clemastin (Tavegil® Tabletten – für Ki. ab 6 J.)
- Azelastin (Allergodil® Filmtabletten – für Ki. ab 6 J.)
- Loratadin (Lorano® Tabletten, Loratadin-ratiopharm® Tabletten – für Ki. ab 2 J. oder mind. 30 kg KG)
- Cetirizin (Cetirizin-ratiopharm® Saft – für Ki. ab 2 J.)

18.6 Lokale Corticoide

Bei nicht-ausreichender Wirkung der Antiallergika können lokal angewendete Corticoide die allergische Hyperreagibilität dämpfen. Eine Anwendung erfolgt in der Selbstmedikation nur für Erwachsene nach ärztlicher Diagnose, für Kinder nur in der ärztlichen Therapie.

18.7 α_1-Sympathomimetika

Zur kurzfristigen Behandlung der akuten allergischen Schnupfensymptome oder Bindehautreizung. Die Anwendung erfolgt in Ausnahmefällen, evtl. zur Nacht oder bei akut starken Symptomen. Vorsicht: Eine regelmäßige Anwendung über mehrere Tage führt zur reaktiven Hyper-

ämie der Nasenschleimhaut (Rhinitis medicamentosa). Die Anwendung von Vasokonstringenzien am Auge bei Kindern ist wegen der Gefahr von Überdosierungen nur unter ärztlicher Kontrolle zugelassen.
Zur Anwendung von abschwellenden Nasentropfen siehe Schnupfen (▸ Kap. 32).

Xylometazolin

- 0,025 % (Olynth® 0,025 % Schnupfen Lösung, Otriven® gegen Schnupfen 0,025 % Nasentropfen – für Ki. bis 2 J.)
- 0,05 % (Olynth® 0,05 %, Otriven® 0,05 %, Nasenspray-ratiopharm® Kinder – für Ki. von 2–6 J.)
- 0,1 % (Olynth® 0,1 %, Otriven® 0,1 %, Nasenspray-ratiopharm® Erwachsene – für Ki. ab 6 J. und Erw.)

Oxymetazolin

- 0,01 % (Nasivin® Dosiertropfer für Babys – für Ki. bis 2 J.)
- 0,025 % (Nasivin® Dosierspray für Kleinkinder – für Ki. von 2–6 J.)
- 0,05 % (Nasivin® Dosierspray für Erwachsene und Schulkinder – für Ki. ab 6 J. und Erw.)

18.8 Alternative Therapie

Zugelassen sind z. B. Heuschnupfenmittel DHU® zur Behandlung bei allergischen Erkrankungen der oberen Atemwege und PascAllerg® Tabletten bei Heuschnupfen, jeweils für Kinder ab einem Jahr. Bei allergischen Beschwerden am Auge stehen Euphrasia Augentropfen (Wala, Weleda) zur Verfügung.

Hintergrundinformationen

Allergietests. Bei stärkeren, belastenden Symptomen wird der Kinderarzt einen Allergologen einschalten. Ein Allergietest kann serologisch oder auf der Haut erfolgen. Bei kleinen, ängstlichen Kindern wird ein Test nur in Ausnahmefällen durchgeführt. Eine Feststellung des Allergens kann helfen, mit angemessenen Verhaltensmaßnahmen den Kontakt zu vermeiden.

Hyposensibilisierung. Wenn der Betroffene nur auf wenige Pollenarten allergisch reagiert und bei vorliegendem Risiko der Entstehung eines Asthma bronchiale, kann eine so genannte Hyposensibilisierung in Betracht gezogen werden. Hierbei wird das spezifische Allergen subkutan oder sublingual zunächst in unterschwelligen, dann in ansteigenden Konzentrationen appliziert, um die Überempfindlichkeit zu mildern. Bei Patienten mit bestehendem, vor allem schlecht eingestelltem Asthma bronchiale gilt nur eine zurückhaltende Empfehlung.

Atopieprophylaxe. Als Atopie wird die Neigung zu Überempfindlichkeitsreaktionen (allergischen Reaktionen des Sofort-Typs, Typ-I-Allergie) auf den Kontakt mit ansonsten harmlosen Substanzen aus der Umwelt bezeichnet. Zur Atopieprävention gibt es eine Leitlinie der Arbeitsgemeinschaft der Wissenschaftlichen Medizinischen Fachgesellschaften (AWMF). Bei familiärer Häufung von Allergien oder früh auftretenden Atopiezeichen kann die Allergieentwicklung durch einige Maßnahmen statistisch gesichert beeinflusst werden:

- Säuglinge sollten in den ersten vier Lebensmonaten ausschließlich gestillt werden, bei Flaschenfütterung sollte HA-Milch mit hydrolysierten Eiweißen verwendet werden. Auf Beikost oder Zufüttern von Milch- oder Sojanahrungen soll verzichtet werden.
- Einführung von Beikost nach dem vollendeten vierten Lebensmonat, möglichst ohne unnötige Zusätze wie Gewürze.
- Auf Rauchen verzichten, das Kind keinem Zigarettenrauch aussetzen.
- Schimmelbelastung in der Wohnung verhindern.
- Vermeidung von Übergewicht.

19 Husten

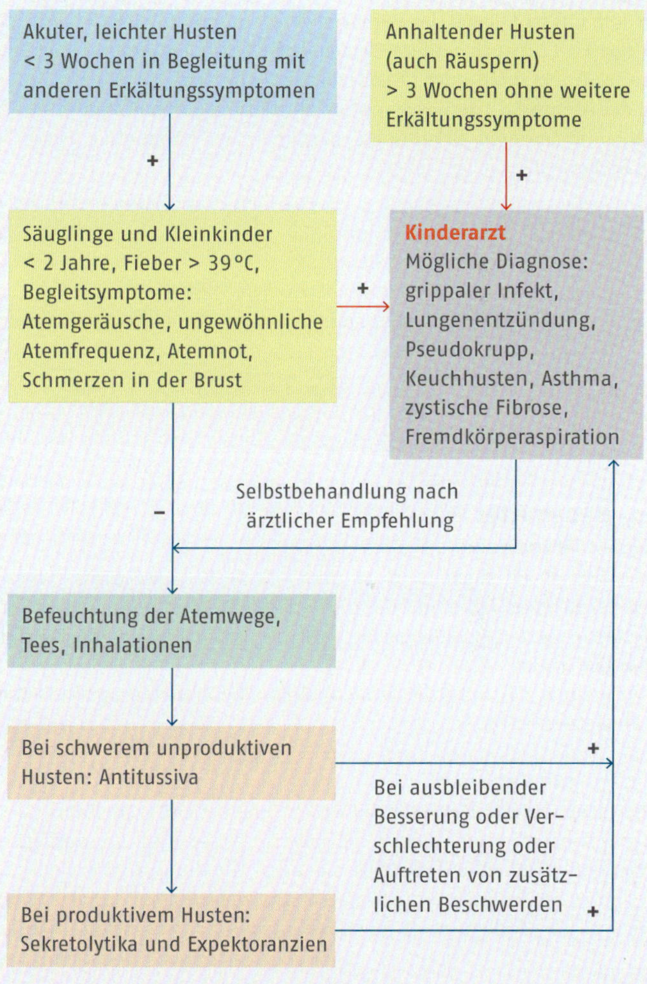
Akuter, leichter Husten
< 3 Wochen in Begleitung mit anderen Erkältungssymptomen
Anhaltender Husten (auch Räuspern)
> 3 Wochen ohne weitere Erkältungssymptome
+
+
Säuglinge und Kleinkinder
< 2 Jahre, Fieber > 39 °C, Begleitsymptome: Atemgeräusche, ungewöhnliche Atemfrequenz, Atemnot, Schmerzen in der Brust
+
Kinderarzt
Mögliche Diagnose: grippaler Infekt, Lungenentzündung, Pseudokrupp, Keuchhusten, Asthma, zystische Fibrose, Fremdkörperaspiration
–
Selbstbehandlung nach ärztlicher Empfehlung
Befeuchtung der Atemwege, Tees, Inhalationen
Bei schwerem unproduktiven Husten: Antitussiva
+
Bei ausbleibender Besserung oder Verschlechterung oder Auftreten von zusätzlichen Beschwerden
+
Bei produktivem Husten: Sekretolytika und Expektoranzien

19.1 Grundlagen

Husten ist ein unspezifischer Reflex auf eine äußere oder endogene Reizung der Atemwege, mit dem eine Reinigung der Atemwege erreicht werden soll. Oft ist Husten das vorherrschende Symptom eines Virusinfekts der oberen Luftwege, andere Ursachen für Husten können jedoch auch schwere Infektionen oder Organerkrankungen sein. Bei einem Virusinfekt der Atemwege tritt das Symptom Husten eigentlich immer in Kombination mit anderen Erkältungssymptomen wie Schnupfen, Heiserkeit und Fieber auf.

Grenzen der Selbstmedikation

Ein Kinderarztbesuch ist erforderlich bei

- Husten bei Säuglingen und Kleinkindern unter zwei Jahren,
- Auftreten besonderer, schwerer Begleitsymptome, z. B. besondere Atemgeräusche, besondere Atemfrequenz, Atemnot, Schmerzen in der Brust, hohes Fieber,
- anhaltendem Husten über drei Wochen, vor allem ohne Begleitsymptome einer Erkältung.

19.2 Hausmittel

19.2.1 Arzneitees

Ausreichende Flüssigkeitszufuhr und Wärme verbessern die Befeuchtung der Schleimhäute und die Immunabwehr. Hier kommt es weniger auf die korrekte Arzneidrogenauswahl an, als darauf, dass das Kind den Tee gerne trinkt.

- Arzneitees z. B. mit Anis, Lindenblüten, Thymian (Sidroga Bio Kinder Hustentee®)

19.2.2 Inhalationen

Ätherische Öle wie Eukalyptusöl und Fichtennadelöl (z. B. Babix®) werden zur Inhalation aus einem Schälchen mit Wasser als Raumduft oder in Form von Tropfen auf Bettwäsche oder Kleidung angewendet. Um unerwünschte Reaktionen zu vermeiden, wird für Babix® Inhalat N empfohlen, es für Kinder unter zwei Jahren. nur auf Bettwäsche und Kleidung zu tropfen; für Kinder ab zwei Jahren kann es auf Kleidung in der Nähe der Atmungsorgane getropft werden; erst für Kinder ab sechs Jahren wird eine Inhalation von drei- bis viermal täglich vier Tropfen mit heißem Wasser empfohlen.

- Eukalyptus- und Kiefernnadelöl (Babix®-Inhalat N – ohne Altersbeschränkung)
- Eukalyptus- und Kiefernnadelöl (Transpulmin® Erkältungssalbe für Kinder, Pinimenthol® Erkältungssalbe mild – für Ki. ab 2 J.)
- Lavendel, Sternanis, Thymian (Transpulmin® Baby Balsam mild – für Ki. ab 3 Mon.)
- Eukalyptus, Rosmarin, Lavendel (Babix® Babybalsam – ohne Altersbeschränkung)
- Lavendel, Rosmarin (Wick® Baby Balsam – für Ki. ab 6 Mon.)
- Thymian, Myrte (Thymian-Myrte Balsam – ohne Altersbeschränkung)
- Thymian (Thymi herba, Babix® Baby Thymianbad – ohne Altersbeschränkung)
- Kamille (Matricariae flos, Kamillosan® – für Ki. ab 6 J.)

Bronchialsalben werden morgens und vor allem abends auf Brustkorb und Rücken eingerieben. Bei den Erkältungssalben oder -balsamen wirken auch das Streicheln und Massieren positiv auf das Wohlbefinden der Kinder. Für Kinder unter zwei Jahren sind mentholfreie Salben zu verwenden, denn Cineol, Levomenthol und Campher können hier Kehlkopfkrämpfe auslösen. Sternanis, Thymian und Lavendel (Transpulmin® Baby Balsam) sind für Säuglinge über drei Monaten und Kinder jeden Alters geeignet. Bei Kindern unter sechs Jahren darf die Anwendung nicht im Bereich des Gesichts oder der Nase erfolgen. Erkältungsbalsame mit dem Zusatz „für Kinder“ oder „mild“ sind meist erst für Kinder ab zwei Jahren zugelassen.
Auch **Erkältungsbäder** für Kinder (z. B. Pinimenthol® Erkältungsbad für Kinder) sind erst für Kinder ab zwei Jahren geeignet.
Inhalationen mit heißem Wasserdampf und evtl. mit Zusätzen wie Kamillenblüten oder geeigneten Bronchialsalben befeuchten die Atemwege und wirken sekretlösend. Geeignet für Kinder über sechs Jahren

sind Kunststoffinhalatoren mit Aufsatz für Nase und Mund. Vorsicht: Es herrscht Verbrühungsgefahr durch heißes Wasser und heißen Wasserdampf. Es ist darauf zu achten, dass die Augen nicht gereizt werden.

- Kunststoffinhalatoren (Bronchoforton® Inhalator, Inhalator Dr. Junghans®, GeloDurat® Inhalator N, Pinimenthol® Inhalierset) – Vorsicht bei der beiliegenden Bronchialsalbe, Alterszulassung beachten!

Für die Befeuchtung der tieferen Atemwege sind **Druckvernebler** erforderlich, mit denen isotonische NaCl-Lösungen oder Sole-Lösungen inhaliert werden können.

- Druckvernebler für Ki. bis 3 J. (Pari® Compact Junior, Pari® Velox® Junior), für Ki. ab 4 J. (Pari® TurboBoy SX, Pari® Velox®, Omron® CompAir® Kompressor-Vernebler) mit geeignetem Aufsatz, z. B. Pari® Baby Winkel und Maske Gr. 2
- Isotonische NaCl-Lösung (Pari® NaCl Inhalationslösung, Emser® Inhalationslösung)

Anwendung von Brustwickeln

Auch Brustwickel (z. B. von Wickel & Co®) wirken über Inhalation, Wärme und Zuwendung. Dafür wird ein frisch aufgebrühter Thymiankrauttee über eine Stoffwindel oder ein Küchentuch gegossen. Das Tuch wird ausgewrungen möglichst sehr warm (aber nicht heiß, Cave: Verbrühungsgefahr!) auf die Kinderbrust gelegt und mit einem weiteren Tuch abgedeckt. Dann wird das Kind mit einer Wolldecke warm zugedeckt. Der Wickel kann so lange bleiben, wie er noch angenehm warm ist und das Kind ihn toleriert. In der Zeit darf das Kind nicht allein gelassen werden. Die Zeit, in der der Wickel einwirkt, kann genutzt werden, um etwas vorzulesen. Neben der Inhalation an sich wirkt immer auch die Zuwendung.

19.3 Antitussiva

Antitussiva sind nur bei quälendem Reizhusten ohne Sekretproduktion und für wenige Tage anzuwenden – am besten nur zur Nacht. Cave Pentoxyverin: Wegen einer möglichen Krampfneigung und Atemdepression sind Kleinkinder nach der Einnahme besonders sorgfältig zu beobachten.

Säfte mit pflanzlichen Wirkstoffen wirken meist nur lokal in Hals und Rachen hustenreizlindernd. Die Wirkung hält evtl. nicht die ganze Nacht an. Die Empfehlung, den Saft vor dem Schlucken möglichst lange im Mund zu behalten, ist für Kinder schwierig umzusetzen.

- Pentoxyverin (Sedotussin® Saft, Silomat® Saft – für Ki. ab 2 J.): Tagesdosis für Ki. von 2–5 J.: 0,5–1 mg/kg KG, verteilt auf 3–4 Dosen; für Ki. von 6–13 J.: 1–2 mg/kg KG, verteilt auf 3–4 Dosen
- Spitzwegerich (Bronchosern® Saft – ohne Altersbeschränkung)
- Eibischwurzel (Phytohustil® Saft – für Ki. ab 1 J.)

19.4 Expektoranzien

Bei zähem Hustensekret kann eine hohe Flüssigkeitszufuhr eine Sekretverdünnung erreichen. Expektoranzien erleichtern das Abhusten entweder über das Spalten von zähflüssigem Schleim oder über die Produktion von dünnflüssigerem Schleim. Die Angabe der Altersbeschränkung ist für die Zulassung in der Selbstmedikation. Grund für die Beschränkung sind meist fehlende Erfahrung, manchmal aber auch handfeste Gründe, wie der Gehalt von Menthol. Nach ärztlicher Verordnung werden einige Wirkstoffe auch für jüngere Kinder eingesetzt.

- Ambroxol (Mucosolvan® Kindersaft – für Ki. ab 2 J.): Dosierung: Ki. von 2–5 J. 3 × tgl. 7,5 mg, Ki. von 6–12 J. 2–3 × tgl. 15 mg
- N-Acetylcystein, NAC (ACC-Hexal® Kindersaft, Fluimucil® Kindersaft – für Ki. ab 2 J.): Dosierung Ki. von 2–5 J. 2–3 × tgl. 100 mg, Ki. von 6–14 J. 2 × tgl. 200 mg
- Efeu, Hedera (Prospan® Hustensaft – für Ki. ab 1 J.; Hedelix® – für Ki. ab 2 J., enthält Menthol)
- Thymian (Aspecton® Hustensaft –für Ki. ab 2 J., GeloBronchial® Saft – für Ki. ab 4 J., Hustagil – für Ki. ab 1 J., Melrosum Hustensirup – für Ki. ab 1 J., Nimopect Saft – für Sgl. ab 4 Wo., Soledum Hustensaft – ohne Beschränkung)
- Pelargonium sidoides (Umckaloabo® Saft – für Ki. ab 6 J.)

19.5 Alternative Therapie

Drosera (Sonnentau) wird auch in der Phytotherapie bei Reizhusten eingesetzt, Hedera helix (Efeu) als Expektorans. Zugelassen sind z. B. Monapax® Saft bei Husten jeder Ursache und BronchoBini® Streukügelchen bei Besserung der Beschwerden bei Entzündungen der Atemwege, jeweils für Säuglinge ab sechs Monaten.

Hintergrundinformationen

Alter. Bei Säuglingen und Kleinkindern unter zwei Jahren ist auch bei scheinbar banalen Symptomen eine ärztliche Untersuchung erforderlich, da angeborene Fehlbildungen (z. B. der Gefäße, der Luftröhre, des Kehlkopfs oder der Bronchien) vorliegen können, die sich erst im Laufe der ersten zwei Lebensjahre durch scheinbar banale Symptome offenbaren. Diese sollten möglichst bald diagnostiziert werden, um eine geeignete Behandlung zu beginnen.

Besondere Atemgeräusche. Giemen, Pfeifen oder Brummen beim Ausatmen sind Hinweise auf obstruktive Lungenerkrankungen (z. B. Asthma bronchiale). Ungewöhnliche Atemgeräusche beim Einatmen treten bei Pseudokrupp, Epiglottitis oder Fremdkörperaspiration auf. Alle ungewöhnlichen Atemgeräusche erfordern einen sofortigen Arztbesuch. Bei Herauszögern der Behandlung tritt begleitend eine Atemnot auf, die lebensbedrohlich werden kann (Cave: Notfall!).

Besondere Atemfrequenz. Die Atemfrequenz ist bei Säuglingen und Kleinkindern deutlich höher als bei Schulkindern und Erwachsenen (◘ Tab. 19.1). Eine erhöhte oder erniedrigte Atemfrequenz abweichend von der physiologischen Frequenz kann ein Hinweis auf Lungenerkrankungen, Stoffwechselerkrankungen und/oder lebensbedrohlichen Zustände sein, der sofort ärztlich abgeklärt werden muss (Cave: Notfall!).

Husten ohne Begleitsymptome einer Erkältung. Ein isolierter Husten ohne weitere Erkältungssymptome ist ein Hinweis auf eine Bronchialerkrankung.

Chronischer Husten. Husten ohne ersichtliche Ursache, der länger als acht Wochen anhält, muss bei Kindern und Erwachsenen vom Pneumologen (meist röntgenologisch) abgeklärt werden.

Schwere Symptome. Hohes Fieber, Schmerzen beim Atmen und Atemnot schließen eine Selbstmedikation aus (Cave: Notfall!).

Pseudokrupp. Aus einem leichten Infekt der oberen Luftwege kann sich ein bellender Husten mit starken Atemgeräuschen beim Einatmen entwickeln, der sich über Heiserkeit, Einziehungen im Bereich des Brustkorbs und des Magens beim Einatmen, Unruhe, Angst und Atemnot in steigender Ausprägung verschlechtern kann. Beim Pseudokrupp (Subglottische Laryngitis) handelt es sich um eine viral bedingte Infektion der Larynx- und Trachealschleimhaut. Pseudokruppanfälle treten meist in der Nacht zwischen 24 Uhr und 2 Uhr morgens auf und versetzen die Familien in Angst. Ein Arztbesuch ist Pflicht. Die Therapie besteht darin, das Kind zu beruhigen, kühle Atemluft zu ermöglichen (im Freien oder bei weit geöffnetem Fenster). Bei schwereren Formen ist die rektale Gabe von Prednison-Zäpfchen (Rectodelt® Rx) oder einer i. v. Gabe von Steroiden (Rx) und einer Inhalation von Adrenalin (Rx) angezeigt. Betroffen sind meist Kinder im Alter von ein bis drei Jahren, ältere Kinder (zwei bis sechs Jahre) können bei ähnlichem Krankheitsbeginn eine akute Epiglottitis (Auslöser: Hämophilus influenza Typ b, HiB), begleitet von hohem Fieber und akuter Atemnot entwickeln – Cave: pädiatrischer Notfall!

Asthma bronchiale. Asthma bronchiale ist die häufigste chronische Erkrankung im Kindesalter. Die drei klinischen Symptome sind verlängertes Ausatmen mit Pfeifen, Giemen oder Brummen, Dyspnoe und Husten. Diagnose und Therapie des Asthmas entsprechen in etwa denen der Erwachsenentherapie. Als Bedarfsmedikamente (Reliever) wird vor allem Salbutamol angewendet, meist als Dosieraerosol mit einem geeigneten Spacer (z. B. Vortex) als Inhalierhilfe oder als Tropfen zum Einnehmen (Salbubronch®). Zur Dauertherapie (Controller) kommen langwirkende β_2-Sympathomimetika (Formeterol), Anticholinergika, Theophyllin, Cromoglicinsäure, inhalative Corticosteroide und Leukotrienantagonisten (Montelukast) zum Einsatz.

Pneumonie. Lungenentzündungen (Cave: pädiatrischer Notfall!) treten besonders häufig im ersten Lebensjahr, mit zunehmendem Alter dann seltener auf. Die Symptome sind mit Trinkschwäche, Husten und Temperaturschwankungen eher unspezifisch. Umso wichtiger ist die ärztliche Diagnosestellung, um Komplikationen zu vermeiden.

Keuchhusten. Die STIKO empfiehlt eine Schutzimpfung gegen Keuchhusten (Pertussis, ▶Kap. 1.1.2). Bei unzureichendem Impfschutz kann eine Infektion übertragen werden. Verlauf: Nach ein bis zwei Wochen Erkrankungszeit mit unspezifischen Symptomen (Fieber, Schnupfen, uncharakteristischer Husten) treten Attacken mit stakkatoartigem Husten auf. Typisch sind rote oder bläuliche Gesichtsverfärbungen beim Husten, laute, juchzende Geräusche beim Einatmen, Herauswürgen oder Erbrechen von zähem Schleim. Bei Säuglingen können lebensbedrohliche Apnoeanfälle auftreten. Folgeschäden (Enzephalopathien) sind möglich, eine ärztliche Behandlung (Antibiose) und stationäre Überwachung erforderlich.

Fremdkörperaspiration. Das Einatmen fester Partikel (Nusspartikel, Perlen, Globuli) kommt im Säuglings- und Kleinkindalter häufig vor. Nach der Aspiration kommt es meist zu einer heftigen Hustenattacke mit keuchhustenartigen Hustenanfällen. Danach zeigen sich oft keine weiteren Symptome. Die Obstruktion führt zu einer einseitigen Überblähung der Lunge. Cave: pädiatrischer Notfall! Arztbesuch erforderlich. Röntgen-Thorax, bronchoskopische Fremdkörperentfernung.

Zystische Fibrose. Die zystische Fibrose (CF, Mukoviszidose) ist die häufigste schwere, autosomal-rezessiv vererbte Stoffwechselstörung, bei der es durch einen Defekt des Chloridkanals zu einer abnormen Sekretzusammensetzung in unterschiedlichen Organsystemen kommt. Im Respirationstrakt beginnt die Symptomatik häufig in den ersten zwölf Lebensmonaten mit lockerem, therapieresistentem Husten. Weiter entwickeln sich obstruktive Symptome, die sich mit zunehmendem Alter mehr und mehr verstärken und chronifizieren. Ziel der Therapie ist hier eine Erhaltung der Lungenfunktion mithilfe von Physiotherapie, Inhalationstherapie und antiinflammatorischer Therapie. Bei Einverständnis der Eltern kann im Neugeborenenscreening (U2) auf zystische Fibrose getestet werden.

Tab. 19.1 Normale Atemfrequenzen in verschiedenen Altersstufen

Altersstufe	Atemfrequenz
Frühgeborenes	40–60/min
Reifgeborenes	30–50/min
Klein-/Schulkind	15–20/min
Erwachsene	12–15/min

20 Insektenschutz

Wunsch nach Insektenschutz: vor allem gegen Mücken, Bremsen, Bienen, Wespen

↓

Mechanischer Schutz: Kleidung, Mückenschutzgitter, Mosquitonetze

↓

Insektenvernichtung in geschlossenen Räumen: Insektenschutzmittel

↓

Verringerung der Stichwahrscheinlichkeit durch Repellenzien

Zeckenschutz ▸ Kap. 40

Läusebefall ▸ Kap. 24

20.1 Grundlagen

Vernichtung oder Abwehr von blutsaugenden Insekten und Spinnentieren zur Verhinderung von Stichen oder Bissen und den damit verbundenen allergischen und entzündlichen Reaktionen. Im besonderen Fall zur Prophylaxe von Krankheiten, die durch Insekten bzw. Spinnentiere übertragen werden, z. B. Borreliose und FSME durch Zecken oder Malaria durch Mücken in Risikogebieten.

20.2 Hausmittel

Kleidung. Je mehr Hautfläche mit Kleidung abgedeckt ist, um so weniger Angriffsfläche haben Insekten. Dabei sollen möglichst lange Hosen, langärmelige Oberteile und Socken getragen werden. Es wird helle Kleidung empfohlen, weil man hierauf Insekten besser erkennen und möglichst vor dem Stich abstreifen kann. 40 % der Mückenstiche erfolgen allerdings direkt durch die Kleidung. Bei notwendigem Schutz sollte die Haut und evtl. auch die Kleidung zusätzlich mit einem Repellent eingesprüht werden.

Bei Reisen in subtropische Länder wird engmaschig gewebte, stichfeste Kleidung oder mit einem Repellent imprägnierte Kleidung empfohlen.

Insektengitter und Moskitonetze. Um möglichst zu verhindern, dass Insekten ins Haus gelangen, sollten Türen und Fenster geschlossen bleiben. Engmaschige Insektengitter („Fliegengitter“) können vor die Fenster geklebt werden oder als Vorhang bzw. leichte Zwischentür vor eine Ausgangstür gesetzt werden. Zum Schutz während des Schlafs helfen Moskitonetze, die über dem Kinderwagen oder dem Kinderbett angebracht werden und das ganze Bett umhüllen.

Ätherische Öle/Duftlampen/Duftkerzen. Duftlampen oder -kerzen mit Citronellöl wird zur Mückenabwehr angeboten. Seine Wirkung erreicht nicht alle Insekten, zudem hat es nur eine geringe Reichweite und Wirkdauer.

Flohbehandlung von Haustieren. Bei Auftreten von Flohbissen ist meist ein Haustier wie Katze oder Hund beteiligt. Um Flohbisse zu vermeiden, muss die Quelle der Flöhe ausfindig gemacht werden und sowohl das Tier als auch die Umgebung (bevorzugte Liegeplätze der Tiere, Decken, Teppiche) behandelt werden.

- Fipronil (Frontline® Spot-On oder Spray)
- 2-Isopropoxyphenyl-Methylcarbamat (Bolfo® Zecken- und Flohschutzband, Flohschutz-Shampoo, Zecken- und Flohschutzspray)
- Cyfluthrin + Pyriproxyfen (Bolfo® Umgebungsspray)

20.3 Insektensprays

Insektensprays oder Insektenschutzmittel dienen zum direkten Ansprühen der unerwünschten Tiere oder zum Aussprühen von Räumen. Die enthaltenen Pyrethroide wirken als Kontaktgifte bei Insekten, durch eine Blockierung von Natriumkanälen kommt es zu einer spastischen Lähmung der Insekten und zu einem schnellen Tod.

Einzelne Insekten können auch mechanisch entfernt werden, z. B. durch Fangen mithife eines Wasserglases, spezieller Fanggeräte (Snapy® Insektenfänger) oder mit einer Fliegenklatsche. Für eine größere Anzahl, vor allem kleiner Insekten wie Mücken oder Fliegen, kommen diese Abfangarten nicht in Fragen. Trotzdem sollen Insektensprays äußerst restriktiv verwendet werden. Vor dem Sprühen sind Fenster und Türen zu schließen. Für einen Raum durchschnittlicher Größe soll ungefähr acht bis zehn Sekunden lang gesprüht werden. Nach dem Sprühen wird der Raum verlassen und für 15 Minuten geschlossen gehalten. Danach muss gründlich für ca. 15 bis 20 Minuten gelüftet werden.

- Pyrethroide: Phenothrin + Prallethrin (Raid® Insektenspray, Celaflor®)

20.4 Repellenzien

Insekten werden über Wahrnehmung von Körpergerüchen und/oder Temperaturunterschieden angezogen. Repellenzien bewirken, dass ihre Wahrnehmung des Körpergeruchs und/oder der Körpertemperatur gestört wird.

Tab. 20.1 Insektenschutzmittel im Vergleich

Wirkstoff	Konzentration	Wirkdauer gegen Mücken	Geeignet für Kinder
Citriodiol p-Menthan-3,8-diol	–	5–6 h	Ab 1 J.
Icaridin	10 %	4 h	Ab 2 J.
Icaridin	20 %	6–8 h	Ab 2 J.
DEET Diethyltoua-mid	30 %	6 h	Ab 3 J.

Zur Anwendung muss eine ausreichende Menge der flüssigen Zubereitungen auf die Haut aufgetragen werden. Die Wirksamkeit ist auf wenige Quadratzentimeter begrenzt, d. h. die Anwendung eines Mittels auf der Wange bietet keinen Schutz für die Nase. Der Kontakt mit Augen und Lippen ist zu vermeiden. Die Wirksamkeit ist abhängig vom verwendeten Wirkstoff auf vier bis acht Stunden beschränkt (Tab. 20.1) und muss bei Bedarf wiederholt werden.

Wenn gleichzeitig Sonnenschutz auf die Haut aufgetragen werden soll, muss dieser zuerst verwendet werden, 15 bis 20 Minuten später das Repellent.

- Citriodiol (= p-Menthan-3,8-diol = PMD, Soventol® Protect Intensiv Schutzspray zur Mückenabwehr, Mosquito® classic Insektenschutz Spray, Anti Brumm® naturell)
- Icaridin 10%ig (Autan® Family Care Pumpspray, Autan® Family Care Junior Gel)
- Icaridin 20%ig (Autan® Protection Plus Pumpspray, Autan® Tropical® Pumpspray, Mosquito® Protect Mückenschutzspray, Anti Brumm® classic)
- Diethyltoluamid, DEET 30%ig (Anti Brumm® forte)

Zum Imprägnieren von Kleidungsstücken sind Präparate mit Icaridin ohne (hautpflegende) Zusatzstoffe im Handel. Sie können für Kinder ab drei Jahren eingesetzt werden, wenn Kinder nicht mehr an der Kleidung nuckeln. Der Schutz hält bis zu vier Wochen bei Insekten und zwei Wochen bei Zecken. Nach dem Waschen sollten die Textilien wieder neu imprägniert werden.

- Icaridin 20 g/l (NoBite® Kleidung Spray)

21 Insektenstiche

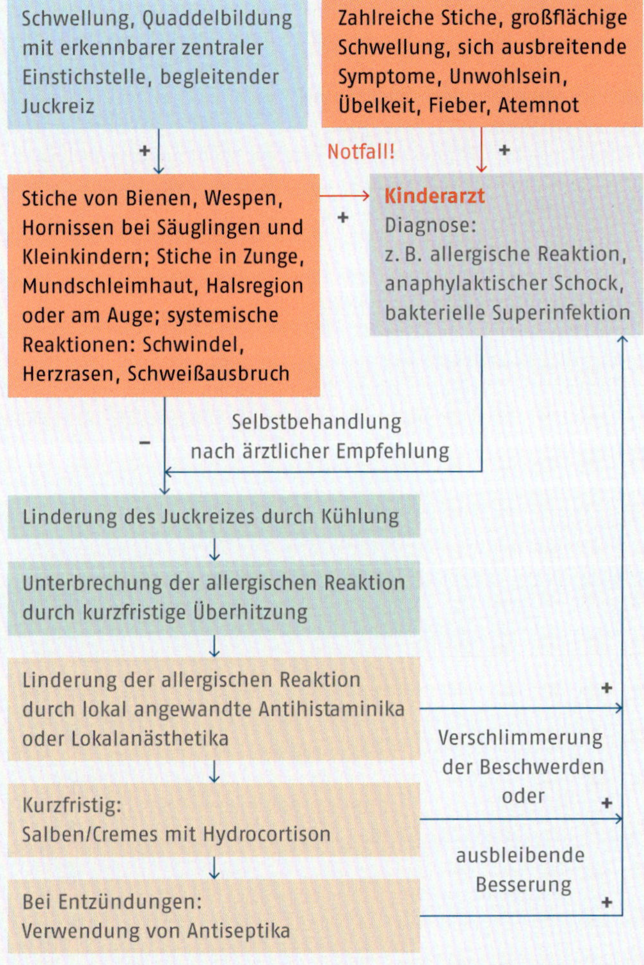

21.1 Grundlagen

Eine Vielzahl von Insekten (z. B. Mücken, Bremsen, Bienen, Wespen, Hornissen, Flöhe, Läuse) bzw. Spinnentieren (z. B. Zecken, Milben) stechen oder beißen in die menschliche Haut, meist um sich als Parasit mithilfe des Blutes zu ernähren oder sich zu verteidigen. Im allgemeinen Sprachgebrauch spricht man von „Insektenstichen", obwohl es nicht immer Insekten, sondern auch Spinnentiere, und nicht immer Stiche, sondern manchmal auch Bisse sind. Nach dem Stich bzw. Biss kommt es meist zu typischen Hauterscheinungen mit dem Hauptsymptom Juckreiz in Kombination mit manchmal gruppiert stehenden Papeln und einer Schwellung der Einstichstelle. Desweiteren treten eine kreisförmige Rötung um den Einstich und Wärmeentwicklung im Gewebe auf. Als Komplikation kann es zu einer bakteriellen Superinfektion der Einstichstelle kommen. Das vom Insekt übertragene Sekret kann zudem systemische allergische Reaktionen bis hin zum anaphylaktischen Schock mit Fieber, Herz-Kreislaufbeschwerden sowie Übelkeit auslösen. Zudem können durch einen Stich Infektionskrankheiten übertragen werden (z. B. Borreliose oder FSME durch Zecken und Malaria durch Mücken).

Grenzen der Selbstmedikation

Ein Arztbesuch ist notwendig (evtl. Notarzt!) bei

- Bienen- oder Wespenstichen mit bekannter Allergie darauf,
- Bienen-, Wespen- oder Hornnissenstichen bei Säuglingen und Kleinkindern, vor allem bei einer größeren Anzahl von Stichen (Notarzt!),
- Stichen im Mundraum, in der Halsregion oder am Auge (Notarzt!),
- Auftreten von Allgemeinsymptomen wie Unwohlsein, Herz-Kreislauf-Beschwerden, Fieber, Schwellungen, z. B. im Gesicht, großflächige Quaddel- oder Ödembildung (Notarzt!),
- sich entzündenden Stichen, großflächiger Schwellung, Rötung und Überwärmung an der Einstichstelle, Auftreten eitriger Krusten,
- anhaltenden Rötungen (evtl. Ringbildung) nach Insektenstichen,
- Juckreiz oder Hauterscheinungen von untypischem Aussehen oder unbekannter Ursache,

- auftretenden Allgemeinbeschwerden wie Fieber, Krankheitsgefühl oder Gelenkschmerzen nach einem Zeckenbiss, besonders nach Aufenthalt in FSME-Regionen,
- untypischem Fieber nach Aufenthalt in Malariagebieten.

21.2 Hausmittel

Kühlung. Durch Anwendung von Kälte kommt es zu einer lokalen Gefäßverengung und damit dazu, dass sich das vom Insekt in die Haut injizierte Sekret weniger ausbreitet. Daneben führen Kältereize dazu, dass Juckreiz gelindert wird und eine Entzündungsreaktion abgemildert wird. Zum Einsatz kommen kalte Auflagen wie kalte Kompressen und Kühlpacks, leicht verdunstende Flüssigkeiten wie Alkohol, Minzöl oder Campher, die Kälterrezeptoren auf der Haut reizen. Essigsaure Tonerde oder Zinkoxidschüttelmixtur wirkt gleichzeitig adstringierend auf entzündetes Gewebe.

- Kältekompressen (ColdHot® Pack, Mobilat® Kältepack)
- Zinkoxidschüttelmixtur
- Liquor Aluminii acetico tartarici
- Minzöl (AfterBite®, JHP® Roedler, Euminz®)
- Menthol, Campher (Autan® Akut Gel)
- Lavendelöl
- Kühlende Gele (Brand- und Wundgel Medice®, Combudoron® Gel)

Überhitzung. Durch kurzfristige Überhitzung der gestochenen Hautstelle auf ca. 50 °C können die auftretenden Symptome Schwellung, Schmerzen oder Juckreiz ganz verhindert oder deutlich gelindert werden. Die Anwendung sollte möglichst bald nach dem Insektenstich erfolgen. Für Kinder gibt es die Einstellung einer kürzeren Einwirkzeit der Hitze von drei statt sechs Sekunden. Kinder ab zwölf Jahren dürfen das Gerät auch selbst bedienen.

- Bite away® Cobra Stichheiler

Prophylaxe. Zur Vorbeugung gegen Insektenstiche sollte Kleidung getragen werden, die die Haut möglichst vollständig bedeckt. Sinnvoll können Mückenschutzgitter bzw. Moskitonetze sein. Als Abwehrmittel gibt es entsprechende geeignete Repellenzien. Die Innenräume sollten vor dem Eindringen von Insekten geschützt werden (▸ Kap. 20).

Besondere Maßnahmen bei Flohstichen. Flohstiche sind meist daran zu erkennen, dass mehrere Stiche in lokaler Näher zueinander angeordnet sind, oft in Form eines Dreiecks oder in einer Reihe als sog. Flohstraße. Sie springen nur für eine Blutmahlzeit auf den Wirt und verbringen die restliche Zeit in Textilien, z. B. in der Bettdecke oder im Hosenbein. Das zeigt sich darin, dass neue Flohbisse z. B. an jedem Morgen in Erscheinung treten oder im Laufe eines Tages nur an einem Bein. Die Lokalisation und das zeitliche Auftreten der Flohbisse gibt einen Hinweis darauf, wo der Floh sitzen könnte. Entsprechend sind die jeweiligen Textilien zu waschen und/oder abzusuchen, um den Auslöser zu finden und zu entfernen. Viele Flöhe haben als bevorzugten Wirt ein Haustier, Hund oder Katze. Entsprechend muss hier das Tier behandelt werden, um weitere Flohbisse zu vermeiden.

Allgemeine Maßnahmen bei Zeckenbissen. ▸ Kap. 40.2.

Allgemeine Maßnahmen bei Läusestichen. ▸ Kap. 24.5.

21.3 Antihistaminika

Gegen den lokalen Juckreiz helfen lokal angewendete Antihistaminika. Als Gele kühlen sie gleichzeitig. Um einen ausreichenden Effekt zu erzielen, ist das Auftragen alle zwei bis drei Stunden empfehlenswert.

- Bamipin (Soventol® Gel – ohne Alterseinschränkung)
- Dimetinden (Fenistil® Gel – ohne Altersbeschränkung)

21.4 Lokalanästhetika

Oberflächenbetäubung bei starkem Juckreiz hilft vor allem, das Aufkratzen zu verhindern. Dadurch wird auch die Gefahr von Sekundärinfektionen verringert.

- Macrogollaurylether (= Lauromacrogol = Polidocanol, in Brand- und Wundgel Medice®, Optiderm® Lotion, Anaesthesulf® Lotio – ohne Altersbeschränkung)

21.5 Corticoide

Corticoide werden bei entzündeten Insektenstichen angewendet und zweimal täglich dünn aufgetragen. Die Wirkung ist analgetisch, juckreizstillend und antiphlogistisch. Für Kinder unter sechs Jahren nur auf ärztliche Verordnung.

- Hydrocortison (Soventol® Hydrocortisonacetat Creme, Ebenol® Creme, FeniHydrocort® Creme – für Ki. ab 6 J.)

21.6 Antiseptika

Ursachen für Entzündungen von Insektenstichen sind meist Keime, die entweder durch das Insekt in die Haut gestochen wurden oder durch Kratzen am Einstich selbst in die Haut gebracht wurden. Ursächliche Behandlung ist hier eine effektive Wunddesinfektion. In der ärztlichen Empfehlung wird Rivanol® Lösung zur Herstellung von Umschlägen bevorzugt. Bei der Anwendung von Povidon-Iod: Cave Schilddrüsenfunktion, Kontraindikation bei Hyperthyreose. Verfärbung von Haut und Textilien bei Povidon-Iod und Ethacridinlactat. Erhöhung der Lichtempfindlichkeit bei Ethacridinlactat.

- Povidon-Iod (Betaisodona® – für Ki. ab 6 Mon.)
- Ethacridinlactat (Rivanol® Lösung – ohne Altersbeschränkung)
- Chlorhexidin (Bepanthen® Antiseptische Wundcreme – ohne Altersbeschränkung)
- Octenidin (octenisept® Wund-Desinfektion Lösung – ohne Altersbeschränkung)

21.7 Alternative Therapie

Zur Behandlung von Verbrennungen, Sonnenbrand und Insektenstichen sind Combudoron® Gel und Salbe zugelassen. In der Homöopathie werden Apis, Ledum oder Urtica verwendet.

Hintergrundinformationen

Mücken. Einige Mückenarten gehören zu den blutsaugenden Insekten, speziell Stechmücken, Gnitzen, Kriebelmücken, Sandmücken. Nur die weiblichen Tiere benötigen Blut zur Produktion ihrer Eier. Männliche Mücken ernähren sich von Pflanzensäften. Beim Stich werden mit dem Speichel der Mücke blutgerinnungshemmende Stoffe und Histamin in die Haut injiziert, was Schwellung und Juckreiz erklärt. Manchmal treten pseudoallergische Reaktionen (auf Histamin), echte allergische Reaktionen (auf Proteine im Mückenspeichel) oder eitrige Entzündungen in Folge von Stichen auf. Stechmücken (Moskitos) können in entsprechenden Risikogebieten Krankheiten übertragen. Zu den wichtigsten gehören Plasmodien (Malaria), parasitäre Würmer (Filariose), Viren (Gelbfieber, Dengue-Fieber, West-Nil-Fieber, Rift-Valley-Fieber) oder Bakterien (Tularämie). Nach Reisen in entsprechende Risikogebiete sind auftretende Krankheitssymptome besonders zu beachten.

Stechfliegen und Bremsen. Auch Fliegenarten, hier vor allem die Stechfliegen und Bremsen, saugen Blut. Sie können beim Stechen ebenfalls mit ihrem Rüssel wie mit einer Injektionsnadel Krankheitserreger übertragen.

Bienen, Wespen, Hornissen. Diese Insekten verursachen schmerzende, stark anschwellende Stiche. Bienen verlieren bei einem Stich ihren Stachel, dieser muss vor der Behandlung erst mit einer Pinzette entfernt werden.

Cave: Stiche von Bienen oder Wespen im Mundbereich! Vor allem Wespen setzen sich gerne auf Kuchenstücke oder Fleisch oder an süße Getränke. Dadurch können sie in den Mund geraten. Bei Stichen im Mund können die Schleimhäute so stark anschwellen, dass es zu Atemproblemen kommen kann. Hier ist sofort ein Notarzt zu rufen (Tel. 112)!
Cave: Bienen- oder Wespengiftallergie! Neben der lokalen allergischen Reaktion kann es zu systemischen Reaktionen auf Bienen- und Wespengift kommen. Diese zeigen sich schon nach wenigen Minuten in Form von Symptomen wie Schwindel, Herzrasen, Hautausschlägen, Schweiß-

ausbrüchen, Zittern, Atemnot, Übelkeit oder Erbrechen. Im schlimmsten Fall kann es zum allergischen Schock mit Kreislaufzusammenbruch und Atemstillstand kommen. Schon bei den ersten Anzeichen einer systemischen allergischen Reaktion muss der Notarzt gerufen werden (Tel. 112). Sobald einmal eine Allergie aufgetreten ist, sollten diese Patienten ein Notfallset mit Adrenalinspritze (z.B. Fastject® Rp), Antiallergikum (z.B. Fenistil® Tropfen) und Cortison (z.B. Celestamine® Tropfen Rp) mit sich führen, um im Fall eines erneuten Stichs sofort reagieren zu können. Daneben kann eine Hyposensibilisierung in Betracht gezogen werden.

22 Kariesprophylaxe

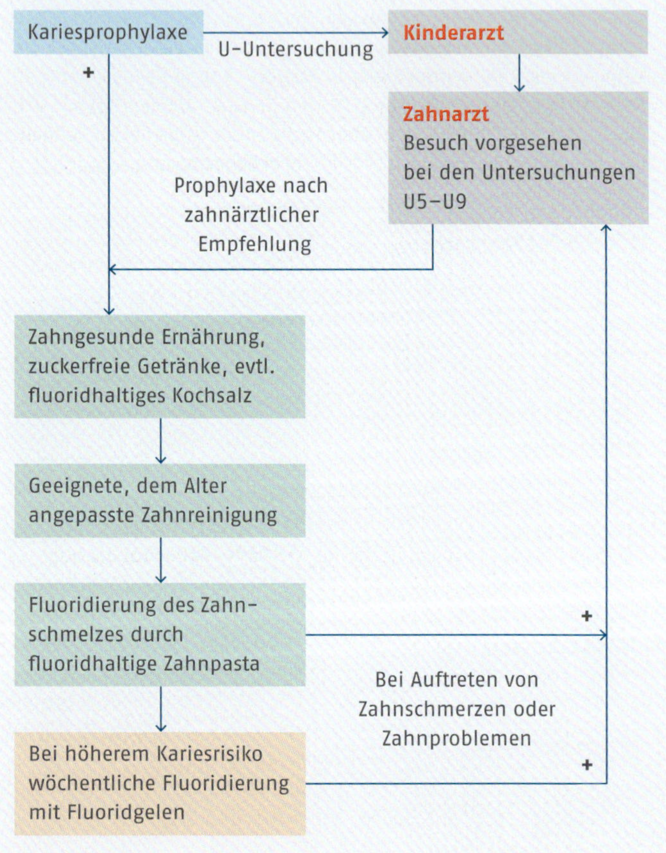

22.1 Grundlagen

Zahnkaries ist eine Erkrankung der Zahnhartgewebe (Zahnschmelz und Dentin). Unter Beteiligung von Mikroorganismen werden Kohlenhydrate (Mono- und Disaccharide) im Mundraum zu Säuren zersetzt, die zunächst die Zahnoberfläche und schließlich den gesamten Zahn demineralisieren. Eine Kariesprophylaxe erfolgt durch zahngesunde Ernährung, regelmäßige Mundhygiene und Fluoridierungsmaßnahmen, um den Zahn zu remineralisieren und widerstandsfähiger gegenüber Säureangriffen zu machen.

22.2 Allgemeine Verhaltensmaßnahmen

Ernährung. Eine „zahngesunde" Ernährung bedeutet, dass die Nahrung möglichst wenige Einfachzucker, wie Glucose oder Fructose, oder Disaccharide (Saccharose = Haushaltszucker) enthält. Häufig enthalten Fertigprodukte hohe Mengen an Zucker, vor allem typische Zwischenmahlzeiten für Kinder, wie Fruchtjoghurts, vor allem besonders süße Kinderjoghurts, Pudding, Schoko- oder Müsliriegel, sog. „Pausensnacks", Kuchen, Kekse o. ä., aber auch Obst ist hier zu berücksichtigen.

Besonders schädlich ist das ständige Trinken gesüßter Tees oder Säfte, oft zur Beruhigung und zum Einschlafen in der Saugerflasche (Baby Bottle Karies). Das Trinken süßer Getränke wie Säfte, Saftschorlen oder Softdrinks zu einer Mahlzeit ist akzeptabel, wenn im Anschluss die Zähne geputzt werden. Ansonsten sollten als Getränke Wasser und ungesüßte Tees (Cave: Zuckergehalt in „Kindertees") angeboten werden.

Zahnreinigung. Ab dem Durchbruch der ersten Zähne sollten Eltern das Kind an eine regelmäßige Zahnreinigung gewöhnen. Die ersten Milchzähne können evtl. noch mit einer Fingerbürste oder einem Waschlappen gereinigt werden. Bald wird eine Kinderzahnbürste verwendet. Es geht bei Kleinkindern um das Einüben und die langfristige Etablierung eines angemessenen Gesundheitsverhaltens in freundlicher und geduldiger Umgebung. Die Eltern und andere Kinder dienen dabei als Vorbilder. Auch wenn das Kind bald selbst die Zahnbürste führen will, ist die Zahnreinigung im gesamten Kleinkindalter bis zum achten bis neunten

Lebensjahr eine Aufgabe der Eltern. Zur Zahnreinigung sollten zur Fluoridierung des Zahnschmelzes fluoridhaltige Zahnpasten verwendet werden (▶ Kap. 22.3).

- Fingerzahnbürsten (z. B. nip® Mundpflegefingerling, Chitodent® Babyfinger, NUK® Mundpflegeset)
- Kinderzahnbürsten (NUK® Zahnpflege-Lernset/Lernzahnbürste)

Zur Kontrolle einer erfolgreichen Zahnreinigung können ab dem Vorschulalter Färbetabletten verwendet werden, um dem Kind zu zeigen, ob genug geputzt wurde oder Plaquereste auf dem Zahn nach dem Putzen verblieben sind. Diese Färbemittel dienen der Selbstkontrolle und der Motivation.

- Plaquefärbetabletten (Mira-2-Ton® miradent, Curasept® PCA 223)

Regelmäßige Zahnarztbesuche. Schon Kleinkinder sollten frühzeitig im Rahmen der U-Untersuchungen (▶ Kap. 1.1.1) an regelmäßige Zahnarztbesuche herangeführt werden. Die ersten Besuche dienen der Schulung der Eltern und damit der frühzeitigen Vorbeugung von zahnmedizinischen Problemen. Ab dem zweiten Lebensjahr dienen diese Besuche der Gewöhnung des Kindes an eine Zahnarztpraxis und eine zahnmedizinische Untersuchung. Die ersten Untersuchungen erfolgen spielerisch. Regelmäßige Zahnarztbesuche dienen der frühzeitigen Kontrolle von zahnmedizinischen Problemen und Verhinderung von Zahnerkrankungen wie Karies.

22.3 Fluoridierung

Fluorid dient der Mineralisierung und Remineralisierung des Zahnschmelzes und verringert damit zweifelsfrei die Karieshäufigkeit. Eine Fluoridierung kann über die Anwendung fluoridierter Zahnpasten plus Verwendung von fluoridiertem Speisesalz im Haushalt oder Supplementierung mithilfe von Tabletten erfolgen. Überdosierungen müssen vermieden werden, weil es zu Fluorose, einer braunen Verfärbung des Zahnschmelzes, und bei extremer Überdosierung auch zur Veränderung der Knochensubstanz kommen kann. Allgemein gilt die Empfehlung, zur Verhinderung einer Überdosierung entweder fluoridiertes Speisesalz

oder Tabletten einzusetzen – auf keinen Fall beide Mittel zur Fluoridzufuhr zu nutzen.
Zur Verwendung fluoridierter Zahnpasta unterscheiden sich die Empfehlungen der Kinder- und Jugendärzte von denen der Zahnärzte.
Die Deutsche Gesellschaft für Zahn-, Mund- und Kieferheilkunde (DGZMK) empfiehlt in Übereinstimmung mit anderen internationalen zahnmedizinischen Fachgesellschaften die Anwendung kleiner Mengen niedrigdosierten fluoridhaltigen Kinderzahnpasta (mit einem Gehalt von 500 ppm Fluorid) zur Zahnpflege ab dem Durchbruch der ersten Milchzähne. Im ersten und zweiten Lebensjahr sollten die Zähne einmal täglich mit einer kleinen Menge fluoridhaltiger Kinderzahnpasta geputzt werden. Ab dem Alter von zwei Jahren soll zweimal täglich eine erbsengroße Menge Kinderzahnpasta (500 ppm Fluorid) und ab dem Durchbruch der bleibenden Zähne zweimal täglich Erwachsenenzahnpasta (mit mehr als 1 000 ppm Fluorid) zum Zähneputzen benutzt werden.

- Fluoridhaltige Kinderzahnpasta (500 ppm Fluorid) (Nenedent® Kinderzahncreme mit Fluorid, Elmex® Kinderzahnpasta)
- Fluoridhaltige Erwachsenenzahnpasta (1400 ppm Fluorid) (Elmex® Kariesschutz Zahnpasta, Meridol® Zahnpasta)

Bei erhöhtem Kariesrisiko (bei bereits vorhandener Karies, bei schlechter Mundhygiene, bei zusätzlichen Risikofaktoren wie das Tragen einer festen Zahnspange) sollen für Kinder ab sechs Jahren zusätzlich täglich fluoridhaltige Spüllösungen und/oder einmal wöchentlich Fluoridgele verwendet werden.

- Fluoridhaltige Spüllösungen (0,05 % NaF) (Elmex® Kariesschutz Zahnspülung, Meridol® Zahnspülung)
- Fluoridgele (Elmex® Gelee)

Die früher übliche Verordnung von Fluoridtabletten durch den Kinderarzt findet man heute nur noch selten. Es hat sich gezeigt, dass der lokale (Re-)Mineralisierungseffekt durch Fluorid wichtiger ist als ein systemischer Effekt durch Fluoridaufnahme. Falls Fluoridtabletten verordnet und angewendet werden, sollte in den ersten drei Lebensjahren eine fluoridfreie Zahnpasta verwendet werden, um eine Überdosierung zu vermeiden. Die Dosierung muss entsprechend der Fluoridkonzentration des Trinkwassers angepasst werden. Fluoridtabletten sollten gelutscht werden, um einen lokalen Remineralisierungseffekt zu erreichen.

- Natriumfluoridtabletten (Fluoretten® 0,25 mg/d – für Ki. von 0– < 3 J; 0,5 mg/d für Ki. von 3– < 6 J., 1 mg/d für Ki. ab 6 J.)

23 Kopfschmerzen

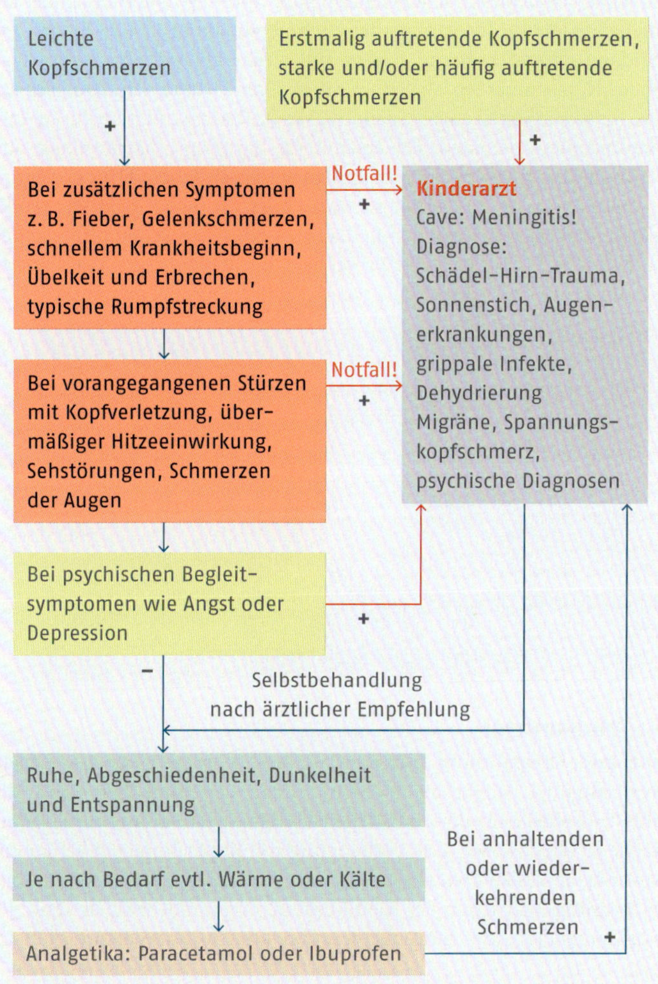

23.1 Grundlagen

Die bei Erwachsenen häufig auftretenden idiopathischen Kopfschmerzen treten auch bei Kindern in einer Häufigkeit von 7 bis 10 % aller Kinder auf. Unterschieden werden verschiedene Schmerzqualitäten (z. B. dumpf, drückend, pulsierend, bohrend, hämmernd, stechend) und Schmerzlokalisationen. Kopfschmerzen als Symptom anderer Grunderkrankungen sind vom Arzt auszuschließen. Spannungskopfschmerz zeigt diffusen oder frontookzipital betonten Dauerschmerz, bevorzugt nachmittags oder abends in Kombination mit Symptomen wie psychischem Druck oder Sorgen. Migräne zeigt sich als akut einsetzender, oft halbseitiger stechender, pulsierender Kopfschmerz mit Licht- und Geräuschempfindlichkeit, manchmal mit Übelkeit und Erbrechen. Bei Kindern vor der Pubertät manchmal beidseitig, nicht pulsierend. Positive Familienanamnese.

Grenzen der Selbstmedikation

Jeder behandlungsbedürftige Kopfschmerz bei Kindern, der zum ersten Mal auftritt, ist vom Arzt abzuklären.

Dringend zum Arzt muss das Kind bei Kopfschmerzen in Begleitung von

- hohem Fieber, Gelenkschmerzen, Berührungsempfindlichkeit,
- schnellem Krankheitsbeginn, Übelkeit und Erbrechen, typische Rumpfstreckung,
- vorangegangenen Stürzen mit Kopfverletzung,
- übermäßiger Sonnenbestrahlung, Hitzeeinwirkung,
- Sehstörungen, Schmerzen der Augen,
- psychischen Symptomen wie Angst oder Depression.

23.2 Hausmittel

Ruhe und Entspannung. Bei Kindern mit Migräne sind eine Reizabschirmung, der Aufenthalt in einem kühlen, abgedunkelten Raum und kühle Umschläge im akuten Fall die wichtigste Maßnahme, die Migräneattacke zu überwinden. Zur Vorbeugung von Kopfschmerzen helfen Entspannungstechniken wie die progressive Muskelrelaxation oder autogenes Training, was schon bei Kleinkindern angewandt werden kann. Ein Kopfschmerzkalender kann nützlich sein, um Auslöser aufzudecken und in Zukunft zu vermeiden. Eventuell kann bei Spannungskopfschmerz eine psychotherapeutische Behandlung empfohlen werden.

Kälte oder Wärme. Physikalische Maßnahmen wie Kälte bei Migräne und Wärme bei Spannungskopfschmerzen können schmerzlindernd wirken. Hilfsmittel sind kalte oder warme Stirn- oder Nackenauflagen, um mit Kälte Blutgefäße zu verengen und den Druck im Kopf zu verringern oder mit Wärme Gefäße zu erweitern und die Durchblutung der Nackenmuskulatur zu verbessern und Verspannungen zu lösen.

- Kalt-Warm-Kompressen (Cold-Hot®, Wärmflaschen, Kühlpacks)
- Menthol (Euminz® Öl, JHP-Roedler®)

23.3 Analgetika

23.3.1 Paracetamol

Paracetamol ist Mittel der ersten Wahl zur Schmerzbehandlung, vor allem bei Spannungskopfschmerz, aber auch bei Migräne. Es ist zugelassen ohne Altersbeschränkung. Die Dosierung erfolgt je nach Alter und Körpergewicht des Kindes, die Standarddosierung beträgt 10–15 mg/kg KG rektal oder oral alle (4–)6 h, d. h. 75 mg ED für Säuglinge bis sechs Monate, 125 mg für Säuglinge und Kleinkinder bis zwei Jahre, 250 mg für Kleinkinder von zwei bis acht Jahren, 500 mg für Kinder von acht bis zwölf Jahren. Die max. Tagesdosis beträgt 60 mg/kg KG, bei Kindern > 40 kg max. 4 g/d, um Leberschäden zu vermeiden.
Zur Dosierung siehe Fieber (▸ Kap. 12). Zur Anwendung von Zäpfchen siehe ▸ Kap. 1.1.4.

Paracetamol

- 75 mg (ben-u-ron® 75 mg Zäpfchen – für Ki. bis 6 Mon.)
- 125 mg (ben-u-ron® 125 mg Zäpfchen, Paracetamol-Generika – für Ki. von 6–24 Mon.)
- 250 mg (ben-u-ron® 250 mg Zäpfchen, Paracetamol-Generika – für Ki. von 2–8 J.)
- 500 mg (Paracetamol-ratiopharm® 500 mg Zäpfchen – für Ki. ab 8 J.)
- Saft (ben-u-ron® Saft, Paracetamol-ratiopharm® Lösung – ohne Altersbeschränkung)

23.3.2 Ibuprofen

Ibuprofen ist Mittel der ersten Wahl zur Behandlung des Migränekopfschmerzes. Die Initialdosierung beträgt 5–10 mg/kg KG alle (6–)8 h, max. 30 mg/kg KG/d.

Ibuprofen

- 75 mg (Nurofen® 75 mg Zäpfchen; Generika – für Ki. von 8 Mon.–2 J.)
- 125 mg (Nurofen® 125 mg Zäpfchen, Generika – für Ki. von 3–9 J.)
- 2 % Saft (Ibu-ratiopharm® 2 % Fiebersaft für Kinder, Generika – für Ki. ab 6 Mon.)
- 4 % Saft (Ibuprofen AL 40 mg/ml Suspension zum Einnehmen, Generika – für Ki. ab 6 J.)
- 200 mg Schmelztabletten (Nurofen® 200 mg Schmelztabletten Lemon/Mint – Ki. ab 6 J.)

23.4 Migränetherapeutika

Bei schweren Migräneattacken ist eine ärztliche Behandlung mit Sumatriptan für Kinder ab zwölf Jahren und Metoclopramid erforderlich. Die apothekenpflichtigen Triptane, Naratriptan und Amotriptan, sind erst ab 18 Jahren zugelassen und keine Option in der Selbstmedikation von Kindern.

Bei mehreren Migräneattacken pro Monat wird der Arzt evtl. eine Migräneprophylaxe mit Metoprolol oder Propranolol einleiten.

CAVE

Kopfschmerzen im Zusammenhang mit Atemstörungen, Lethargie, Muskelhypotonie, Krampfanfällen bei Säuglingen oder Erbrechen, Übelkeit, Apathie, typische Überstreckung des Rumpfes bei Kleinkindern, Schulkindern oder Jugendlichen sind Hinweise auf eine **Meningitis**. Die Kinder müssen als Notfall sofort in stationäre Behandlung.

24 Läusebefall

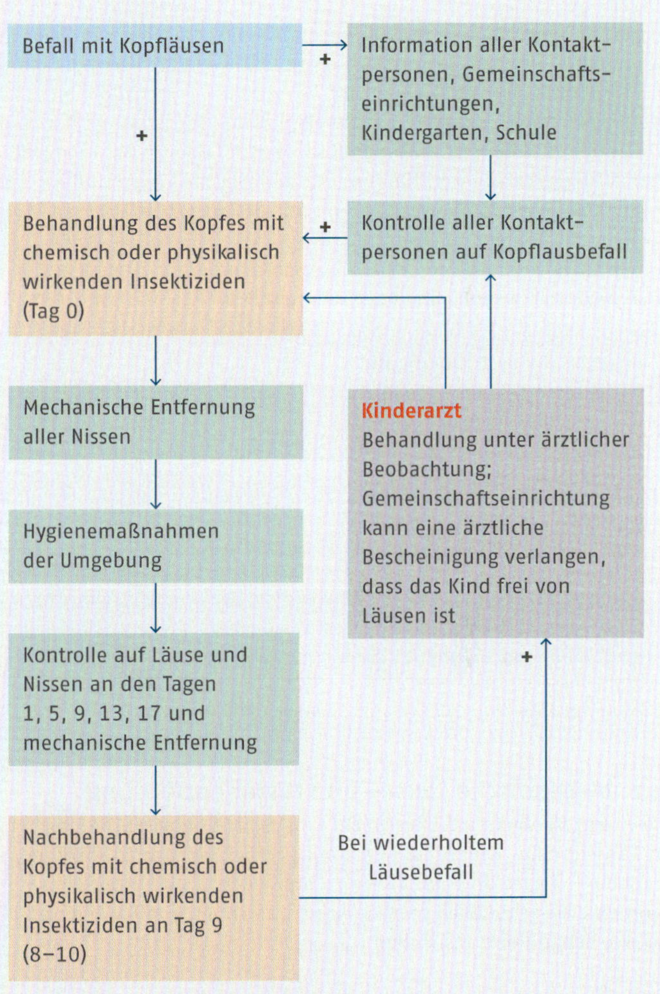

24.1 Grundlagen

Syn. Pediculosis. Kopfläuse treten vor allem bei Kleinkindern und Schulkindern auf, oft epidemieartig in Gemeinschaftseinrichtungen wie Kindergärten oder Schulen. Symptome sind Juckreiz auf der Kopfhaut und zwanghaftes Kratzen. Daraus entstehen meist kleine Verletzungen auf der Kopfhaut mit der Gefahr der bakteriellen Superinfektion. Läuse übertragen keine weiteren Krankheiten. Die Übertragung der Läuse erfolgt über direkten Kontakt von Kopf zu Kopf oder in Ausnahmefällen über Mützen, Kissen und Kämme. Ausgewachsene Läuse sind ca. 3 mm groß. Weibliche Kopfläuse legen Nissen bevorzugt im Haaransatz im Nacken oder hinter den Ohren ab.
Kleiderläuse und Filzläuse (in der Körperbehaarung, z. B. auch in Augenbrauen oder Wimpern) sind bei Kindern selten.

Grenzen der Selbstmedikation

Ein Arztbesuch ist im Normalfall nicht notwendig. Die Eltern des Kindes sind verpflichtet, dem Kindergarten oder der Schule den Kopflausbefall zu melden. Der Leiter/die Leiterin der Einrichtung muss alle Besucher darüber informieren und dem Gesundheitsamt darüber eine Meldung weiterleiten. Die Eltern des betroffenen Kindes müssen die Durchführung einer sachgerechten Behandlung mit einem nachweislich geeigneten Arzneimittel oder Medizinprodukt mündlich oder schriftlich bestätigen. Das Kind kann anschließend die Gemeinschaftseinrichtung wieder besuchen. Bei wiederholtem Vorkommen eines Kopflausbefalls kann eine Gemeinschaftseinrichtung verlangen, dass das Kind dieser Einrichtung so lange fernbleibt, bis ein Arzt eine Bescheinigung ausstellt, dass das Kind frei von Läusen ist.

24.2 Mechanische Läuse- und Nissenentfernung

Bei einem Verdacht auf Läusebefall und der Meldung eines Läusebefalls im Umfeld eines Kindes ist sein Kopf penibel, Strähne für Strähne, auf krabbelnde Läuse und auf Nissen zu untersuchen. In besonderen Fällen kann eine ausschließlich mechanische Entfernung von Läusen und Nissen zur Behandlung ausreichen.

Dafür wird mindestens an Tag 1, 5, 9, 13 und 17 das Haar mit einer Pflegespülung (Conditioner) eingeschäumt und das nasse Haar Strähne für Strähne mit einem feinzinkigen Kamm (z. B. Nisska® Nissenkamm) ausgekämmt. Dabei werden vorhandene Läuse durch den Schaum immobilisiert, durchs Herauskämmen aus dem Haar entfernt. Der Rest der Pflegespülung wird mit Wasser ausgewaschen.
Nach dem Auswaschen muss das Haar auf das Vorhandensein von Nissen abgesucht werden. Diese finden sich bevorzugt im Nackenbereich direkt am Haaransatz. Sie sind von bräunlicher bis grauer Farbe und manchmal nur mit einer Lupe zu erkennen. Nissen, die schon in einiger Entfernung vom Haaransatz am Haar anhängen, sind schon älter und meistens bereits leer, die Laus ist daraus schon geschlüpft. Sie sind weiß oder perlmuttfarben. Die Unterscheidung zu Kopfschuppen ist, dass Nissen sich nicht leicht vom Haar lösen, sondern fest anheften.
Nissen kleben so stark am Haar, dass ein einfaches Auskämmen nicht ausreicht, sie zu entfernen. Sie müssen am besten mit festem Griff zweier Finger oder einer Pinzette einzeln vom Haar abgepflückt werden. Die Kittsubstanz der Nissen lässt sich evtl. mit leicht sauren Flüssigkeiten anlösen. Dazu löst man zwei Esslöffel Essigessenz in einem Liter Wasser, tränkt damit das Haar und lässt diese Essiglösung einige Minuten einwirken. Danach lassen sich die Nissen leichter ablösen. Essig wirkt nicht zur Behandlung oder Prophylaxe gegen Läuse.

24.3 Chemisch wirksame Insektizide

Zur Abtötung aller lebenden Läuse und mit Einschränkung auch der Nissen eignen sich chemisch wirksame Insektizide wie Permethrin oder Pyrethrumextrakte. Alle Präparate sollten nicht eingesetzt werden bei Allergien gegen Korbblütler und offenen Verletzungen auf der Kopfhaut bzw. Entzündungen der Kopfhaut.
Vor der Anwendung ist ein Handtuch zum Schutz der Kleidung und zum möglichen Auffinden von Läusen um die Schultern zu legen. Die zugelassenen Lösungen werden meist aufs trockene Haar (Ausnahme: Infecto-Pedicul® wird auf das frisch gewaschene, noch feuchte Haar aufgetragen) gegeben. Zu verwenden ist eine ausreichende Menge, so dass alle Haare, vor allem im Kopfhautbereich, gut benetzt sind. Die Lösung muss 30 bis

45 Minuten unbedeckt einwirken. Danach wird sie mit Wasser ausgespült und mit einem frischen Handtuch abgetrocknet. Die Haare werden dann mit einem Nissenkamm ausgekämmt, um alle abgetöteten Tiere und möglichst auch alle Nissen zu entfernen. Nach der Anwendung von InfectoPedicul® sollen die Haare drei Tage lang nicht gewaschen werden, um die volle Wirkung zu erzielen.
Eine Wiederholung der Behandlung nach acht bis zehn Tagen ist erforderlich. Die Ausnahme bildet Jacutin® Pedicul Spray. Hier muss nur eine Wiederholung erfolgen, wenn bei einer peniblen Kontrolle nach acht bis zehn Tagen ein erneuter Lausbefall festgestellt wird.

- Pyrethrumblüten-Extrakt (Goldgeist® forte Lsg. – für Ki. ab 1 J.)
- Permethrin (InfectoPedicul® – zugelassen für Sgl. ab 2 Mon., für Ki. < 3 J. nur nach ärztlicher Verordnung)
- Allethrin (Jacutin® Pedicul Spray – für Ki. ab 1 J.)

24.4 Dimeticonhaltige Externa

Dimeticonhaltige Präparate sind physikalisch wirksame Insektizide. Sie verdicken und verschließen die Atemöffnung (Tracheen) der Läuse und Nissen und lassen die Tiere so ersticken.
Es gibt hier keine Allergien und keine Nebenwirkungen, die beachtet werden müssen. Jedoch sind die meisten der Lösungen aufgrund ihrer Bestandteile leicht entzündlich. Offenes Feuer, etwa von Feuerzeugen oder Zigaretten, muss vermieden werden. Die öligen Lösungen – vor allem in der Anwendung als Spray – verteilen sich als Nebel nicht nur auf den Köpfen, sondern auch auf dem (Badezimmer-)Boden und erhöhen dabei die Rutschgefahr.
Die Lösungen werden aufs trockene Haar gesprüht oder aufgegeben und einmassiert. Die älteren Präparate (Nyda®) müssen acht Stunden im Haar belassen werden, die neueren Präparate nur noch zehn bis 20 Minuten (Mosquito® med Shampoo 10 und Nyda® express zehn Minuten, Hedrin® 15 Minuten oder Dimet® 20 Minuten). Danach erfolgt wie bei den chemisch-wirksamen Insektiziden ein Ausspülen und Auskämmen. Achtung: Einige Mittel werden nur mit Wasser ausgespült, andere müssen mit einem Shampoo ausgewaschen werden (z. B. Hedrin® Once Liquid Gel, Jacutin® Pedicul Fluid). Die Behandlung muss auch hier nach acht bis zehn Tagen wiederholt werden.

Einige Präparate bieten noch eine Schutzwirkung über sog. „Schutzfaktoren“ gegen Läusebefall (Mosquito® Läuse 2in1). Auch diese Mittel bieten keinen 100%igen Schutz vor Ansteckung.

- Dimeticon, Silikonöle (Nyda® express – ohne Altersbeschränkung, Jacutin® Pedicul Fluid – ohne Altersbeschränkung; Hedrin® Once Liquid Gel – Ki. ab 6 Mon.)
- White-Oil, Mineralöl (Mosquito® med Shampoo 10 – für Ki. ab 1 J.)
- Dimeticon + Dodecanol (Dimet® 20 – für Ki. ab 6 Mon.)
- Oligodecen-Öl, Schäummittel, LPF® (Sesamöl, Acrylatcopolymer) (Mosquito® Läuse 2in1 – für Ki. ab 1 J.)

Gründe für ausbleibenden Behandlungserfolg

- Zu kurze Einwirkzeit
- Zu sparsames Auftragen
- Ungleichmäßige Verteilung
- Zu starke Verdünnung (in nassem Haar)
- Unterlassen der Wiederholungsbehandlung

24.5 Allgemeine Verhaltensmaßnahmen

Familienbehandlung. Auch Familienangehörige und enge Kontaktpersonen sind auf Befall zu untersuchen und bei Befall mitzubehandeln. Eine prophylaktische Mitbehandlung ist nicht erforderlich.

Hygiene. Kleidung, Bettwäsche und Handtücher werden bei 60 °C gewaschen, Kamm und Bürsten zehn Minuten lang in 60 °C heißes Wasser gelegt. Hitzeempfindliche Textilien wie Mützen, Kappen und Anoraks sowie Kuscheltiere werden zwei bis drei Tage lang in einer Plastiktüte verschlossen aufbewahrt, um die Läuse auszuhungern.

Vorbeugung. Ätherische Öle werden zur Läuseabwehr angeboten (z. B. Mosquito® Läuse Abwehr-Spray, Hedrin® Protect & Go, AntiJump® Läuse Abwehrspray). Ein 100%iger Schutz kann nicht gewährleistet werden.

Hintergrundinformationen

Kopflaus (Pediculus humanus capitis). Die 2,5 bis 3 mm große, grau-weiße bis braune Laus lebt fast ausschließlich auf der Kopfhaut. Sie ernährt sich von menschlichem Blut. Dabei sticht sie in die Kopfhaut, was den Juckreiz auslöst. Ein Weibchen kann innerhalb von zwei bis drei Wochen bis zu 150 Eier (Nissen) ablegen. Es klebt die Nissen nah am Haaransatz fest an das Haar. Nach acht bis zwölf Tagen schlüpfen Larven, die nach weiteren acht Tagen geschlechtsreif sind. Aus diesem Grund muss eine zweite Behandlung nach acht bis zehn Tagen erfolgen. Falls nicht alle Nissen abgetötet wurden, können in der Zwischenzeit neue Läuse geschlüpft sein, die unbedingt vor der Geschlechtsreife und vor der nächsten Nissenablage abgetötet werden müssen.

Kopfläuse bevorzugen Temperaturen um 28 °C. Gegen Hitze sind sie empfindlich: Oberhalb von 51 °C sterben Eier und ausgewachsene Parasiten innerhalb von fünf Minuten. Ohne Wirt überleben die Läuse zwei, die Eier bis zu zehn Tage.
Eine Übertragung von Läusen erfolgt fast immer von Kopf zu Kopf, selten von gemeinsam benutzten Gegenständen wie Kämme oder Mützen. Läuse können nicht springen, sondern nur krabbeln.

25 Milchschorf

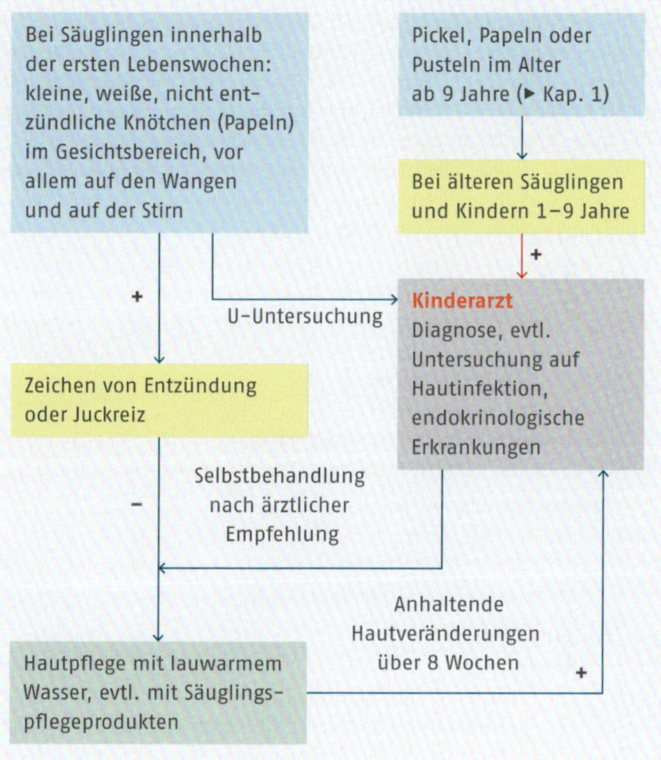

25.1 Grundlagen

Gelblich schuppende Hautrötungen mit fettigen Hautschuppen innerhalb der ersten Lebensmonate, meist im Bereich des behaarten Kopfes, werden im Volksmund als Milchschorf oder Kopfgneis bezeichnet. Die korrekte medizinische Diagnose lautet infantile seborrhoische Dermatitis bzw. seborrhoischer Milchschorf. Ursache sind wahrscheinlich mütterliche Androgene. Der Milchschorf kommt meist im ersten bis vierten Lebensmonat, selten bis zum zwölften Lebensmonat vor.
Abzugrenzen ist vor allem der sog. atopische Milchschorf, das erste Anzeichen eines atopischen Ekzems. Wichtigstes Symptom hier: Quälender Juckreiz, exsudatives Exanthem.

Grenzen der Selbstmedikation

Die Symptome sind dem Kinderarzt bei einer U-Untersuchung zu zeigen, damit er sich ein Bild machen kann. Zusätzlich ist ein Kinderarzt aufzusuchen bei

- quälendem Juckreiz,
- Beeinträchtigung des Allgemeinbefindens,
- schuppenden, exsudativen Hautstellen in anderen Körperregionen, vor allem im Gesicht und an den Körperstreckseiten,
- anhaltenden oder immer wiederkehrenden Hautveränderungen über die ersten sechs Lebensmonate hinweg.

25.2 Hausmittel

25.2.1 Hautpflege

Als Hausmittel wurden früher neutrale Babyöle verwendet, um die fettigen Hautschuppen anzulösen und dann mit einem eng gezinkten Kamm herauszukämmen. Heute verwendet man eher Pflegegele mit schwach saurem pH-Wert zur Unterstützung der keratolytischen Wirkung oder antiseborrhoische Shampoos, die die Talgproduktion regulieren und die Hautflora normalisieren.

- Neutrale Hautöle (Mandelöl, Olivenöl, Penaten® Öl, Weleda Calendula-Pflegeöl)

- Pflegegele (Avène Pédiatril Pflegegel bei Milchschorf, BabyBene® Gel, Loyon® Gel)
- Antiseborrhoische Shampoos (Eucerin® DermoCapillaire Anti-Schuppengel Shampoo, Lygal® Kopfwäsche)

25.3 Keratolytika

Da die typische seborrhoische Dermatitis nach wenigen Monaten von selbst verschwindet, sollte eine zusätzliche Behandlung nur im Ausnahmefall (evtl. nach ärztlicher Empfehlung) erfolgen. Bei stärkerer, anhaltender und störender Schuppenbildung kann kurzfristig ein 1%iger Salicylsäurezusatz zu einem Neutralöl in Form einer Rezeptur angewendet werden.

- Salicylsäure (Salicylsäure-Öl 1%ig)

25.4 Antimykotika

Bei hartnäckigen Kopfschuppen ist meist eine Infektion der Kopfhaut mit Malassezia furfur beteiligt. Hier kann eine antimykotische Therapie durchgeführt werden.

- Clotrimazol (Imazol® Paste – für Ki. ab 1 Mon.)

Hintergrundinformationen

Bei späterem Auftreten von schuppenden Hauterscheinungen, vor allem mit Juckreiz, chronisch-rezidivierendem Verlauf, exsudativ-nässendem oder entzündetem Zustand nach Kratzen liegen wahrscheinlich die ersten Anzeichen einer **atopischen Dermatitis** (Neurodermitis, endogenes Ekzem) vor. Ursache ist hier eine genetische Disposition, die bei Auftreten verschiedener Trigger wie Infekten, physikalischen Reizen, Nahrungsmitteln oder Allergenen zu typischen Hauterscheinungen führen kann.

26 Mundsoor

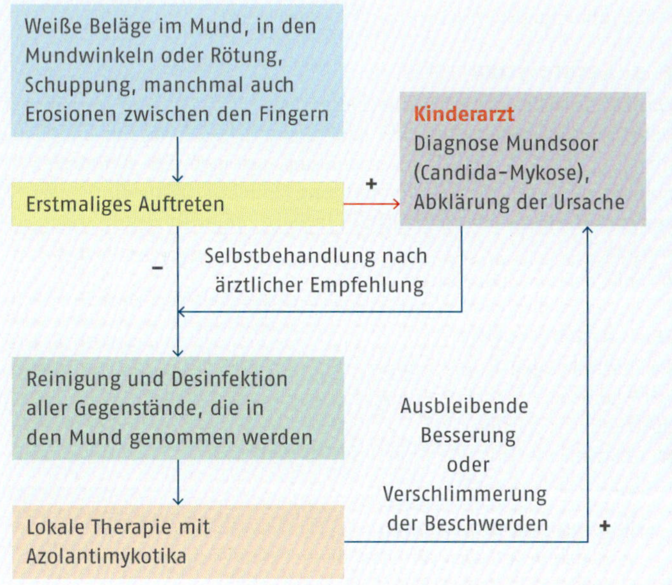
Weiße Beläge im Mund, in den Mundwinkeln oder Rötung, Schuppung, manchmal auch Erosionen zwischen den Fingern
Erstmaliges Auftreten
+
Kinderarzt
Diagnose Mundsoor (Candida-Mykose), Abklärung der Ursache
–
Selbstbehandlung nach ärztlicher Empfehlung
Reinigung und Desinfektion aller Gegenstände, die in den Mund genommen werden
Lokale Therapie mit Azolantimykotika
Ausbleibende Besserung oder Verschlimmerung der Beschwerden
+

26.1 Grundlagen

Syn. Soormykose, Candidose. Candida-Infektion des Mundraums, meist gleichzeitig auch des gesamten Verdauungssystems. Symptome: weiße Beläge im Mund, in den Mundwinkeln oder Rötung, Schuppung, Erosionen zwischen den Fingern oder im Anogenitalbereich (▸ Kap. 38). Ursache: Akute Abwehrschwäche, Immundefekte, begleitend bei antibiotischer Therapie, Diabetes mellitus, Immunsuppression, Therapie mit Corticoiden.

Grenzen der Selbstmedikation

Ein Kinderarzt ist vor jeder Selbstbehandlung aufzusuchen, um mögliche Ursachen abzuklären und zu behandeln. Bei bekannter Ursache ist eine unterstützende Selbstbehandlung möglich.

26.2 Hausmittel

Reinigung und Desinfektion aller Gegenstände, die vom Kind regelmäßig in den Mund genommen werden, z. B. Beruhigungssauger, Trinksauger, Zahnbürste, Spielzeug. Bei gestillten Säuglingen sollte die Mutter auch die Brustwarzen vor jedem Stillen mit einigen Tropfen der entsprechend verordneten Suspension behandeln.

Bei älteren Kindern sind die Zahnbürsten zu wechseln, Zahnspangen zu desinfizieren oder mitzubehandeln.

26.3 Antimykotika

Behandlung der Candida-Infektion durch Azolantimykotika, Nystatin oder Amphotericin B (Rp!). Im Mundbereich wirkt lokal Miconazol-Mundgel am besten. Die Anwendung erfolgt nach den Mahlzeiten viermal täglich. Bei Säuglingen und Kleinkindern ist das Gel nicht hinten im Mund aufzutragen, da die Gefahr besteht, dass sie es einatmen. Ab Kleinkindalter sollte das Gel möglichst lange im Mund behalten und je nach ärztlicher Anweisung auch heruntergschluckt werden, um den Magen-Darm-Trakt zu behandeln. Die Behandlungsdauer beträgt mindestens eine Woche nach Abklingen der Beschwerden.

- Miconazol (Daktar® 2 % Mundgel, InfectoSoor® Mundgel, Mykoderm® Mund-Gel – für Sgl. ab 4 Mon.),
- Nystatin (Adiclair® Nystatin Mundgel, Moronal® Suspension, Nystatin Lederle Tropfen, Generika – für Sgl. geeignet)

27 Neugeborenenakne

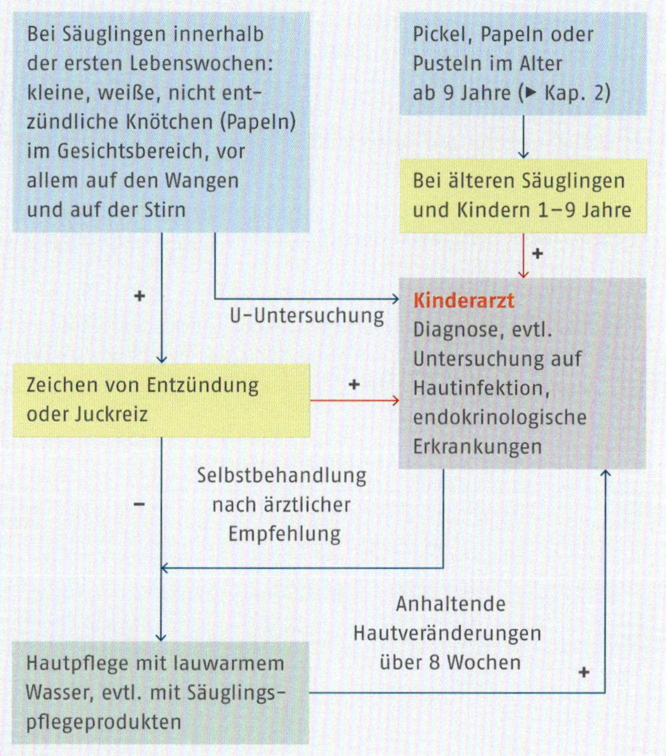

27.1 Grundlagen

Bei Neugeborenen können milienähnliche, nicht-entzündliche Knötchen im Gesicht, vor allem im Bereich der Wangen und der Stirn auftreten. Hier spricht man von Neugeborenenakne (Acne neonatorum). Es handelt sich um eine lokale Talgdrüsenhyperplasie. Ursache sind wahrscheinlich Androgene, die über die Plazenta von der Mutter aufs Kind übergehen.

Diese Hauterscheinungen verschwinden ohne Therapie innerhalb von vier Wochen.

Grenzen der Selbstmedikation

Ein Arztbesuch ist erforderlich,

- wenn die Hauterscheinungen nicht innerhalb von vier Wochen verschwinden oder
- bei Auftreten von akneähnlichen Hauterscheinungen im späteren Säuglings- oder Kleinkindalter, deutlich vor Pubertätsbeginn.

27.2 Allgemeine Verhaltensmaßnahmen

Säuglingspflege. Eine Reinigung der Gesichtshaut mit lauwarmem Wasser ist meist ausreichend, um den Säureschutzmantel der empfindlichen Kinderhaut zu erhalten. Bei Wunsch ist auch milde Hautpflege erhältlich.

- Weleda Baby Malve, Eubos® Haut Ruhe

28 Ohrenschmerzen

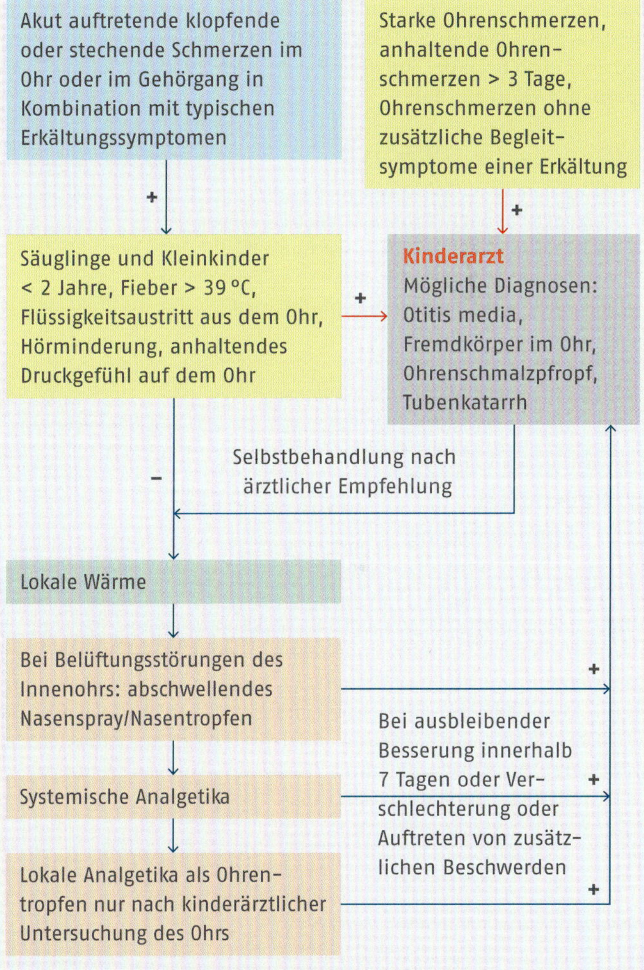

28.1 Grundlagen

Klopfende oder stechende Schmerzen im Ohr oder Schmerzen im Gehörgang. Die typischen Ohrenschmerzen entstehen durch eine entzündliche Erkrankung des Mittelohrs, meist als Sekundärinfektion einer Nasen-Rachen-Infektion als Folge einer Belüftungsstörung. Schmerzen treten aber auch bei einer Entzündung des Gehörgangs oder bei Fremdkörpern im Gehörgang auf.

Grenzen der Selbstmedikation

Ein Kinderarzt ist dringend aufzusuchen bei

- Säuglingen und Kleinkindern unter zwei Jahren,
- akut starken Ohrenschmerzen mit Fieber,
- Flüssigkeitsaustritt aus dem Ohr,
- über mehrere Tage anhaltende Ohrenschmerzen,
- anhaltendem Druckgefühl im Ohr,
- Hörstörungen,
- Verdacht auf Fremdkörper im Gehörgang,
- vor jeder Anwendung von Ohrentropfen oder Ohrenspülflüssigkeiten.

28.2 Hausmittel

28.2.1 Ohrenreinigung

Ohren (und Nase) sind Organe, die sich selbst reinigen. Es ist schädlich, diese Selbstreinigung zu stören. Das Ohr bildet regelmäßig Ohrenschmalz (Cerumen), das antiseptisch wirkt, Infektionen vorbeugt und das Trommelfell vor Schmutz und Staub schützt. Überschüssiger Ohrenschmalz kommt von alleine aus dem Ohr, er darf nicht aktiv entfernt werden. Ein Wattestäbchen oder ein kleiner Finger schieben das Cerumen tiefer in den Gehörgang, statt es zu entfernen. Die Pflegeprodukte (Medizinprodukte) zur Ohrenreinigung (Audibaby, Audispray Junior) sind unnötig und nicht empfehlenswert. Ausschließlich die Ohrmuschel kann mit warmem Wasser ausgewischt werden.

28.2.2 Wärme und erwärmende Auflagen

Bei beginnenden Ohrenschmerzen ist es angenehm, die Ohren warm zu halten. Dazu dienen z. B. ein Stirnband oder eine Mütze. Generell benötigt nicht jedes Kind eine Mütze, um Ohrenschmerzen zu verhindern, und umgekehrt kann mit Mütze nicht jede Mittelohrentzündung verhindert werden.
Bei ersten Zeichen einer Mittelohrentzündung kann versucht werden, mit warmen Auflagen, sog. „Zwiebelsäckchen", die Beschwerden zu lindern. Dafür werden kleingeschnittene Zwiebeln über Wasserdampf erhitzt und heiß in ein sauberes Tuch gegeben. Das Tuch wird ausgepresst und auf das Ohr gelegt. Mit einem Stirnband oder einer Mütze fixiert kann das Zwiebelsäckchen mind. 20 Minuten einwirken. Durch die Wärme wird der lokale Stoffwechsel und damit auch die Abwehr beschleunigt. Die ätherischen Öle der Zwiebel können zusätzlich antibakteriell und sekretolytisch wirken.

28.3 Abschwellende Nasentropfen

Zur Verbesserung der Nasenatmung und damit auch zur Belüftung des Mittelohrs sind abschwellende Nasentropfen sinnvoll. Damit kann der eitrige Paukenerguss sich über den Rachenraum entleeren. Der Druck auf das Trommelfell lässt nach und die Infektion kann ausheilen.
Bei Säuglingen und bei kleinen Kindern sollten abschwellende Nasentropfen nur nach ärztlicher Rücksprache, so selten wie möglich und nur in der für das Alter vorgesehenen Dosierung verwendet werden. Wegen der noch nicht vollständig ausgebildeten Blut-Hirn-Schranke können die Wirkstoffe zentrale Nebenwirkungen wie Bewusstlosigkeit und Atemaussetzer auslösen. Die Anwendung sollte auf wenige Tage beschränkt bleiben, damit es nicht zur Gewöhnung kommt.

Xylometazolin

- 0,025 % (Olynth® 0,025 % Schnupfen Lösung, Otriven® gegen Schnupfen 0,025 % Nasentropfen – für Ki. bis 2 J.)
- 0,05 % (Olynth® 0,05 %, Otriven® 0,05 %, Nasenspray-ratiopharm® Kinder – für Ki. von 2–6 J.)

- 0,1 % (Olynth® 0,1 %, Otriven® 0,1 %, Nasenspray-ratiopharm® Erwachsene – für Ki. ab 6 J. und Erw.)

Oxymetazolin

- 0,01 % (Nasivin® Dosiertropfer für Babys – für Ki. bis 2 J.)
- 0,025 % (Nasivin® Dosierspray für Kleinkinder – für Ki. von 2–6 J.)
- 0,05 % (Nasivin® Dosierspray für Erwachsene und Schulkinder – für Ki. ab 6 J. und Erw.)

28.4 Analgetika

Zur symptomatischen Therapie von Ohrenschmerzen können bei Kindern die Analgetika Paracetamol und Ibuprofen eingesetzt werden. Es gelten die Dosierungsempfehlungen und vor allem die Maximaldosierungen der Fachinformationen (Fieber, ▶ Kap. 12).

Paracetamol

- 75 mg (ben-u-ron® 75 mg Zäpfchen – für Ki. bis 6 Mon.)
- 125 mg (ben-u-ron® 125 mg Zäpfchen, Paracetamol-Generika – für Ki. von 6–24 Mon.)
- 250 mg (ben-u-ron® 250 mg Zäpfchen, Paracetamol-Generika – für Ki. von 2–8 J.)
- 500 mg (Paracetamol-ratiopharm® 500 mg Zäpfchen – für Ki. ab 8 J.)
- Saft (ben-u-ron® Saft, Paracetamol-ratiopharm® Lösung – ohne Altersbeschränkung)

Ibuprofen

- 60 mg/75 mg (ib-u-ron® 75 mg Zäpfchen, Nurofen® Junior 60 mg Zäpfchen – für Ki. von 8 Mon.–2 J.)
- 125 mg/150 mg (ib-u-ron® 150 mg Zäpfchen, Nurofen® Junior 125 mg Zäpfchen – für Ki. von 3–9 J.)
- Saft (Ibuprofen-Generika 2 % Saft – für Ki. ab 6 Mon.; Ibuprofen-Generika 4 % Saft – für Ki. ab 6 J.)

28.5 Analgetische Ohrentropfen

Die Eltern erwarten zur Selbstbehandlung von Ohrenschmerzen analgetische Ohrentropfen. Damit möchten sie eine lokale, den Körper möglichst wenig belastende Therapie, statt einer systemischen Schmerztherapie. Ohrentropfen wirken jedoch nur bis zum Trommelfell, d. h. die Schmerzen im Mittelohr können sie nicht erreichen. Darüber hinaus dürfen Ohrentropfen nur bei intaktem Trommelfell angewendet werden, d. h. erst nach ärztlicher Untersuchung des Kinderarztes, weil sie sonst ins Mittelohr eindringen können und dort schwere Komplikationen bis hin zu Ototoxizität verursachen können.

- Phenazon, Procain (Otalgan® Ohrentropfen – für Ki. ab 3 J.)

28.6 Alternative Therapie

Zugelassen sind z. B. Aconit Ohrentropfen von Wala bei schmerzhaften entzündlichen Erkrankungen, die vom Nerven-Sinnes-System ausgehen, z. B. Entzündngen des äußeren Ohrs oder Mittelohrentzündungen (ohne Altersbeschränkung) oder Otovowen® Mischung zum Einnehmen zur Besserung der Beschwerden bei Mittelohrentzündung sowie Schnupfen (ohne Altersbeschränkung).

Hintergrundinformationen

Alter. Säuglinge zeigen keine typischen Symptome. Das betroffene Kind ist oft unruhig, trinkt weniger und hat manchmal Durchfall. Bei Säuglingen unter sechs Monaten ist bei Mittelohrentzündung immer eine Antibiose indiziert.

Akut starke Ohrenschmerzen. Meist einseitig auftretende, starke Ohrenschmerzen weisen auf eine bakterielle Mittelohrenzündung (Otitis media) hin. Ärztliche Leitlinien entscheiden über die Indikation für eine Antibiose zur Vermeidung von Komplikationen wie Mastoiditis (Entzündung im Warzenfortsatz des Schläfenbeins), Meningitis oder Hörverlust.

Otorrhö. Ein Flüssigkeitsaustritt aus dem Ohr (meist Eiter) weist auf eine Perforation des Trommelfells hin. Eine Ärztliche Kontrolle ist erforderlich!

Dauer der Ohrenschmerzen. Anhaltende Ohrenschmerzen weisen auf Komplikationen hin. Nach 14 Tagen ist damit zu rechnen, dass sich aus einer Mittelohrentzündung eine Mastoiditis entwickelt hat. Eine symptomatische Therapie von akuten Ohrenschmerzen sollte innerhalb von zwei bis drei Tagen zu einer Besserung der Symptome führen. Wenn nicht, ist eine Antibiose indiziert.

Hörstörungen. Sowohl Entzündungen des Außenohrs oder des Mittelohrs, aber auch Fremdkörper können mit Hörstörungen einhergehen, die wiederum zu einer Verzögerung der Sprachentwicklung führen. Chronische Erkrankungen können zu Hörverlust führen.

Anwendung von Ohrentropfen oder -spülflüssigkeiten. Ohrentropfen sind dazu vorgesehen, im Bereich des äußeren Gehörgangs im Bereich bis zum Trommelfell einzuwirken. Nur nach einer Inspektion des Trommelfells durch eine Otoskopie kann sichergestellt werden, dass das Trommelfell intakt ist. Eine akute Mittelohrentzündung kann zur Perforation des Trommelfells durch übermäßigen Druck von Innen führen. Jede Manipulation durch Fremdkörper von Außen, aber auch ein Schlag aufs Ohr oder ein lauter Knall können das Trommelfell einreißen lassen.

Ohrenschmalzpfropf. Ein Ohrenschmalzpfropf ist meist die Folge einer „Reinigung" des Gehörgangs mithilfe eines Wattestäbchens. Die Entfernung des Pfropfs darf allein durch einen Arzt (am besten Hals-Nasen-Ohren-Arzt) nach erfolgter Otoskopie durchgeführt werden. Denn bei einer Trommelfellperforation ist eine Ohrspülung kontraindiziert.

Fremdkörper im Ohr. Murmeln, Glasperlen, Kirschkerne oder andere kleine Gegenstände werden meist von Kleinkindern in den äußeren Gehörgang gesteckt und müssen unter ohrmikroskopischer Kontrolle vom HNO mit speziellen Instrumenten herausgeholt werden. Es sollte nie versucht werden, diese Fremdkörper eigenmächtig aus dem Gehörgang herauszuholen, weil die große Gefahr besteht, dass dadurch der Fremdkörper noch tiefer in das Ohr hineingedrückt wird und Trommelfell oder Gehörknöchelchen verletzt werden.

Akuter oder chronischer Tubenkatarrh (Serotympanon/Seromukotympanon). Durch anhaltende Belüftungsstörungen kommt es zu Absonderung eines sterilen, gallertartigen Ergusses in die Paukenhöhle. Die auftretenden Symptome reichen von Beschwerdefreiheit über Druck im Ohr, Knacken im Ohr beim Schlucken bis zu stechenden Ohrenschmerzen. Oft erst spät wahrgenommen wird die Hörminderung. Kinder von vier bis acht Jahren sind häufig betroffen. Begünstigt wird ein Tubenkatarrh durch vergrößerte Rachenmandeln (Adenoide) und chronische Sinusitiden. Die Behandlung erfolgt durch Sekretabsaugung und Einsatz von Paukenröhrchen.

Akute Otitis media (AOM). Ein eitriger Paukenerguss und eine Entzündung des Trommelfells sprechen für eine akute Mittelohrentzündung. In den meisten Fällen ist eine symptomatische Therapie mit abschwellenden Nasentropfen und Analgetika ausreichend. In besonderen Fällen ist nach medizinischen Leitlinien eine sofortige antibiotische Therapie zwingend erforderlich: bei Patienten mit ausgeprägten Ohrenschmerzen, Fieber ≥ 39,0 °C, Kinder unter sechs Monaten sowie Kinder unter zwei Jahren mit beidseitiger AOM und Kinder mit spezifischen Risikofaktoren wie unter anderem Immundefizienz oder Down-Syndrom. Ansonsten ist eine symptomatische Behandlung gerechtfertigt. Erst bei mangelnder Besserung der Symptome nach zwei bis drei Tagen sollte eine antibiotische Therapie, vorzugsweise mit Amoxicillin, eingeleitet werden, um Komplikationen zu vermeiden.

29 Rachitisprophylaxe

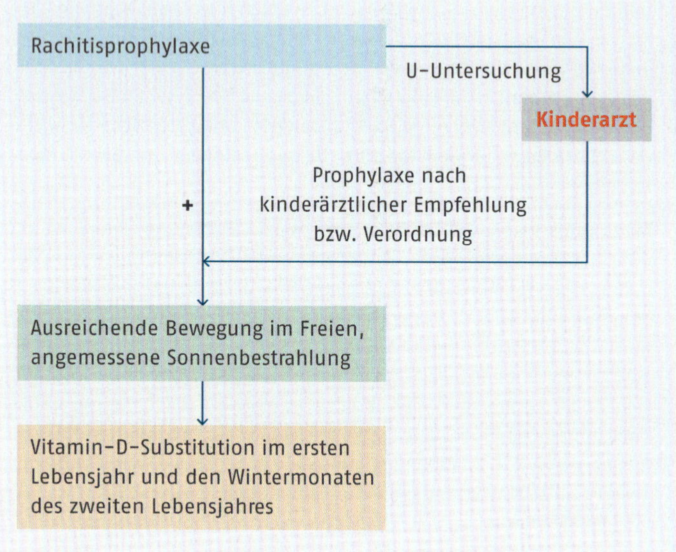

29.1 Grundlagen

Rachitis ist eine Erkrankung des wachsenden Knochens. Durch eine gestörte Mineralisation mit ungenügender Calciumeinlagerung kommt es zu Knochenverformungen und Wachstumsstörungen. Ursache dafür ist meist ein Vitamin-D-Mangel durch verminderte Sonnenbestrahlung, zu geringe Aufnahme von Cholesterin durch rein vegetarische Ernährung oder Malabsorptionssyndrome bzw. Leber-Gallenerkrankungen. Eine Rachitisprophylaxe ist möglich und wird von den Kinderärzten routinemäßig verordnet.

29.2 Colecalciferol – Vitamin D_3

Vitamin D ist erforderlich für eine geordnete Mineralisation des Knochens durch Calciumphosphateinlagerung. Um einer Vitamin-D-Mangel-Rachitis vorzubeugen, empfiehlt die Deutsche Gesellschaft für Ernährung eine regelmäßige Einnahme von 10 µg Vitamin D (1 µg ≙ 40 I. E). im ersten Lebensjahr und im zweiten Lebensjahr von September bis Mai. Sonnenbestrahlung der Haut führt physiologisch zur Vitamin-D_3-Synthese aus 7,8-Dehydrocholesterin. Im ersten und zweiten Lebensjahr werden Kinder aber häufig vor Sonneneinstrahlung geschützt. Sie verbringen die meiste Zeit in geschlossenen Räumen, Kinderwägen werden meist mit Sonnenschirmen oder Tüchern vor UV-Bestrahlung abgeschirmt. In den kälteren Jahreszeiten werden sie entsprechend warm angezogen und die freie Haut verdeckt. Werden Kleinkinder rein vegetarisch ernährt oder liegen Malabsorptionsstörungen wie Zöliakie, zystische Fibrose oder Pankreatitis vor, kann es ebenfalls zu einem Vitamin-D-Mangel kommen. Hier werden unter ärztlicher Blutspiegelkontrolle mind. 1000 I. E./d zur Rachitisprophylaxe eingesetzt.

Die Tabletten werden üblicherweise auf einem kleinen Löffel in etwas Wasser oder Milch aufgelöst und eingeflößt.

Im ersten Lebensjahr wird häufig die Kombination mit Fluorid zur gleichzeitigen Kariesprophylaxe (▸ Kap. 22) eingesetzt.

- Colecalciferol = Vitamin D_3 (Vigantol 500 I. E. Vitamin D_3 Tabletten, Dekristol® 500 I. E. Tabletten)

30 Säuglingsschnupfen

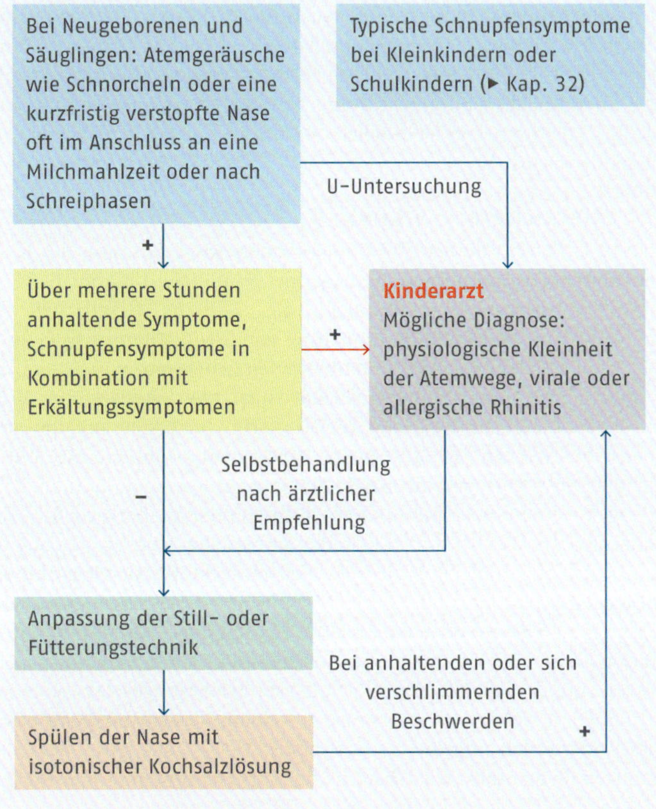

30.1 Grundlagen

Säuglinge und Kleinkinder unter zwei Jahren können aufgrund der anatomischen Kleinheit und Enge der Atmungsorgane auch ohne Infektion Symptome entwickeln, die wie ein Erkältungsschnupfen wahrgenommen werden. Atemgeräusche wie Schnorcheln oder eine kurzfristig verstopfte Nase treten bei Säuglingen häufig nach einer Milchmahlzeit auf, wenn Milch aufgestoßen wird und dabei in die Nase gelangt, oder nach einer Zeit des Schreiens, weil beim Schreien Blutgefäße im Nasenbereich anschwellen und damit die Nasenatmung blockieren können. Solche Schnupfensymptome ohne weitere Infektion werden auch „Säuglingsschnupfen“ genannt.

Grenzen der Selbstmedikation

Ein Kinderarztbesuch ist erforderlich bei

- über mehrere Stunden anhaltenden Schnupfensymptomen bei Kindern unter zwei Jahren,
- Vorliegen von Begleitsymptomen einer Erkältung (▶ Kap. 10).

30.2 Hausmittel

Still- und Fütterungstechnik. Wenn die Beschwerden im Anschluss an eine Mahlzeit verstärkt auftreten, kann eine Änderung der Still- oder Fütterungstechnik versucht werden. Beim Stillen oder Füttern mit der Flasche sollten immer wieder Pausen eingelegt werden, in denen das Kind senkrecht an die Schulter angelegt, vorsichtig auf und ab bewegt und evtl. auf den Rücken geklopft wird. Dabei steigt die geschluckte Luft im Magen nach oben und kann aufgestoßen werden, ohne dass die Milch in die Nase steigt. Bei der Verfütterung mithilfe von Flaschen ist darauf zu achten, dass das Saugerloch nicht zu groß ist. Bei frisch aufgeschüttelten Milchnahrungen sollte sich der Schaum vor der Verfütterung erst absetzen.

Ruhe. Unruhezustände und Zeiten, in denen das Kind schreit oder weint, sind leider nicht zu vermeiden (▶ Kap. 33). Wichtig ist es, Ruhe zu bewahren und das Kind durch individuell hilfreiche Maßnahmen zu beruhigen.

30.3 Isotonische Kochsalz-Nasentropfen

Zum Spülen der Nasengänge und Ausspülen von eventuell hochgezogener Milch kann isotonische Kochsalzlösung verwendet werden. Bei Bedarf mehrmals täglich in die Nasenlöcher tropfen. Auf abschwellende Nasentropfen soll verzichtet werden.

- Kochsalz 0,9%ig, andere Salze (Olynth® salin, Wick® VapoSpray Baby & Kind, Emser® Nasentropfen, Emser® Baby Nasentropflösung)

30.4 Alternative Therapie

Bei sog. Säuglingsschnupfen, d. h. leichten Symptomen wie Schnorcheln und kurzfristig verstopfter Nase, wird traditionell Sambucus nigra D4 verwendet. Im ersten Lebensjahr wird dreimal täglich ein Globulus in die Wangentasche gelegt.

31 Schlafschwierigkeiten

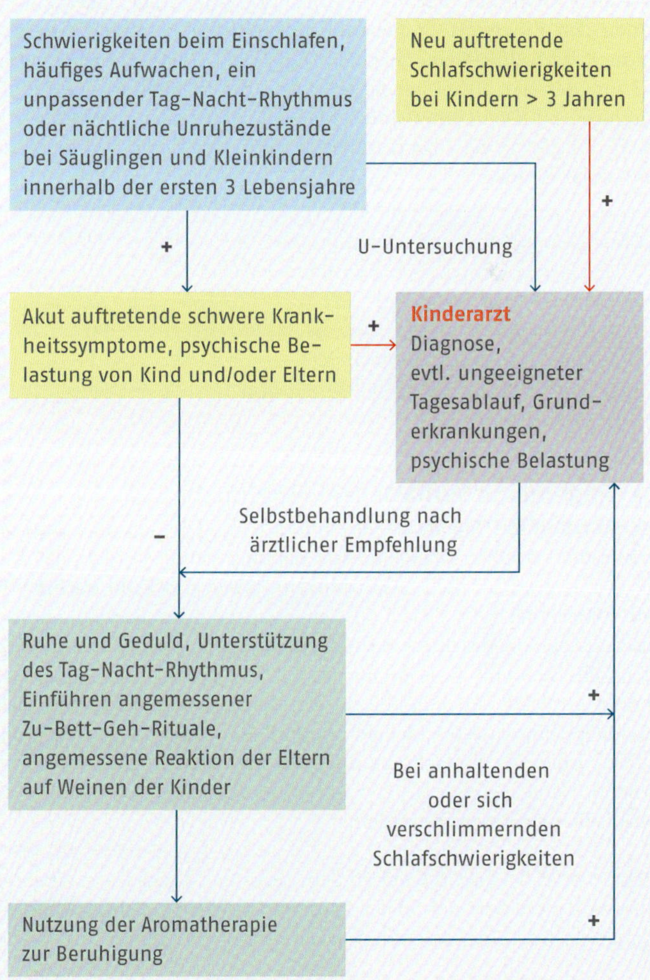

31.1 Grundlagen

Schwierigkeiten beim Einschlafen, häufiges Aufwachen, ein unpassender Tag-Nacht-Rhythmus, nächtliche Unruhezustände oder Schreiattacken werden von Eltern oft als behandlungsbedürftige Symptome wahrgenommen. Tatsächlich nähert sich der Tag-Nacht-Rhythmus erst langsam im Laufe der ersten drei Lebensjahre dem des Erwachsenen an. Einige Säuglinge und Kleinkinder sind schlafbedürftiger oder auch wacher als andere. Es gibt keine allgemeingültige Zeit oder Zeitdauer, in der ein Kind schlafen muss.

Grenzen der Selbstmedikation

Ein Kinderarztbesuch ist dringend erforderlich bei allen akuten, nächtlich auftretenden Symptomen, die auch tagsüber einen Arztbesuch dringend erforderlich machen würden. Dazu gehören besonders akute Schmerzen, Krampfanfälle, Atemnot.

Andauernde, belastende Probleme mit dem Einschlafen oder Durchschlafen sind beim nächsten Kinderarztbesuch anzusprechen.

31.2 Allgemeine Verhaltensmaßnahmen

Unterstützung des Tag-Nacht-Rhythmus. Um zwischen dem Tag- und Nacht-Schlaf zu unterscheiden, kann darauf geachtet werden, das Zimmer nachts grundsätzlich zu verdunkeln. Wenn das Kind nachts wach wird, sollte es bei nur schwacher Beleuchtung gefüttert werden, ohne mit ihm zu spielen oder es durch helles Licht abzulenken. Mit zunehmendem Alter sollte sich eine Routine für das Zu-Bett-Gehen entwickeln. Dazu gehören die letzte Abendmahlzeit, ein warmes Bad, eine Gute-Nacht-Geschichte, ein Gute-Nacht-Lied und das Gute-Nacht-Sagen. Zum Einschlafen sollte der Erwachsene noch ein bisschen im Zimmer oder in hörbarer Nähe bleiben, so dass das Kind einschlafen kann ohne das Gefühl, allein gelassen zu werden.

Leichter ist es, wenn ein Kind ab dem sechsten Monat jeden Abend zu Hause in seinem Bett einschlafen kann und möglichst nicht mit ihm ausgegangen wird. Eine sich ständig ändernde Schlafumgebung, fremde

Geräusche und Gerüche verängstigen ein Kind in diesem Alter besonders und stören das Ein- und Durchschlafen nachhaltig.

Reaktion auf Lautäußerungen (Wimmern, Rufen, Weinen, Schreien). Auf Weinen oder Schreien muss bei Säuglingen sofort reagiert werden, um nach möglichen Ursachen zu sehen. Nach neuen entwicklungspsychologischen Erkenntnissen sollte tatsächlich in den ersten acht bis neun Lebensmonaten schon bei ersten Lautäußerungen (Wimmern) reagiert werden. Je sensitiver die Mutter oder der Vater bereits auf leise Unmutsäußerungen reagiert, umso geborgener fühlt sich das Kind, umso stärker und besser wird die Bindung zwischen Kind und Erwachsenem, und umso (selbst)sicherer wird das Kind in seiner Entwicklung sein. Anders als von manchen behauptet, kann man einen Säugling nicht verwöhnen. Auf Wimmern zu reagieren bedeutet nicht, den Säugling hochzunehmen oder laut in Kontakt zu treten, sondern leise beruhigende Laute zu antworten, zu berühren, zu streicheln oder je nach Bedarf eine Decke hochziehen oder wegnehmen, um eine angenehme Schlaftemperatur zu erreichen.

Die Reaktion auf das Wimmern des Säuglings sollte tatsächlich innerhalb von fünf bis acht Sekunden erfolgen, damit das Kind den Zusammenhang wahrnimmt zwischen seiner Lautäußerung und der ausgelösten Reaktion. Bei einer späteren Reaktion nimmt der Säugling nicht mehr den zeitlichen Zusammenhang wahr und wird, um gehört zu werden, lauter werden. Sobald ein Kind schreit, weil es sich einsam und verlassen fühlt, ist es nur schwer zu beruhigen. Das Problem ist hierbei, dass das Schreien bei den Eltern ambivalente Gefühle hervorruft und in diesem Fall manchmal keine sichere, ruhige, positive Reaktion möglich ist, sondern bereits Sorge, eigene Unruhe, vielleicht auch Genervtheit mit ins Spiel kommen.
Es gibt immer wieder Phasen in der Entwicklung des Kindes, indem das Kind nicht einschläft und zwanghaft wach bleiben will, obwohl es müde ist. In dieser Zeit braucht es aufgrund eines steigenden Sicherheitsbedürfnisses tatsächlich mehr Zuwendung und Sicherheit, die ihm gegeben werden muss, damit es zur Ruhe kommt.

Nach acht bis neun Monaten beginnt das Kind gezielt zu schreien, um das Einschlafen zu verzögern. Dieses operante Schreien unterscheidet sich vom Bindungsschreien dadurch, dass es bei Wiederbetreten des Zimmers sofort aufhört. Nach einem ausgiebigen „Gute-Nacht"-Ritual sollte das Schreien des Kindes hier nicht mit dem Zurückkommen ins Zimmer belohnt bzw. verstärkt werden. Das „Noch-einmal-Zurückkommen" sollte hier nur erfolgen unter der Bedingung „Wenn du aufhörst zu schreien". So wird das „Nicht-Schreien", also das „Ruhig-im-Bett-Liegen" verstärkt und das Kind wird dabei früher oder später einschlafen.

Trostspendende Objekte. Schon mit wenigen Wochen können bereits Säuglinge eine Beziehung zu einem trostspendenden Objekt wie einem Kuscheltier, einer Decke oder einem Tuch eingehen. Besonders schön ist es, wenn dieses Objekt bereits das Bett in kalten Jahreszeiten vorgewärmt hat und selbst eine angenehme Temperatur ausstrahlt.

- Mikrowellengeeignete Wärmekissen (z. B. Warmies® in Kuscheltierform)

31.3 Aromatherapie

Zur Beruhigung hilft der bewusste Einsatz von Gerüchen, die mit dem Einschlafritual in Verbindung gebracht werden und auch nach dem Augenschließen nachwirken. Verwendet werden können hier Badezusätze, Einreibungen, Tees oder auch Duftlampen oder -schalen mit ätherischen Ölen. In vielen Fällen spielen weniger spezifische Duftkomponenten als eine Verbindung des Dufts mit der ruhigen Einschlafatmosphäre eine Rolle. So können auch neutral wirkende Duftkomponenten beruhigend wirken. Als typische Düfte werden jedoch Lavendel und Bergamott verwendet. Benzoe Siam ist ein Harz, was nicht vernebelt werden kann, sondern auf Duftsteinen sein Aroma abgibt.

- Badezusätze (Weleda Calendula Baby Bad, Töpfer® Kinder Kleie Bad)
- Einreibungen/Wickel (Weleda Lavendelöl – als Wickel für Ki. ab 2 J., als Einreibung für Ki. ab 6 J.; Kaufmanns Haut- und Kindercreme)
- Tees (Sidroga® Bio Kinder Gute-Nacht-Tee, Sidroga® Gute-Nacht-Eule Kräuterteeextrakt – für Ki. ab 4 Mon.)
- Duftöle in Verdampferschalen oder -lampen, Duftsteine (z. B. Lavendelöl, Bergamottöl, Benzoe Siam)

31.4 Sedativa

Die Anwendung von Doxylamin (Sedaplus® Saft, Rx) bei Kindern und Jugendlichen kann nur nach ärztlicher Verordnung erfolgen.

31.5 Alternative Therapie

Der Wunsch der Eltern, ein Mittel zur Beruhigung zu geben, führt dazu, dass Hersteller entsprechende Arzneimittel, meist Homöopathika oder Anthroposophika, für die Anwendung bei Kindern anbieten. Auf dem Markt sind z. B. Lunafini® Streukügelchen von Heel gegen Schlafstörungen bei nervösen Unruhezuständen (für Kinder ab sechs Monaten), Calmedoron® Streukügelchen von Weleda gegen Einschlafstörungen und Nervosität (ohne Altersbeschränkung), Calmvalera Globuli von Hevert gegen nervös bedingte Schlafstörungen, Murnauers Bachblüten Kinder Kleines Träumerle Globulini.

Hintergrundinformationen

Schlafrhythmus bei Kindern und Jugendlichen. Kinder und Jugendliche haben oft einen Tag-Nacht-Rhythmus, der von dem abweicht, was Erwachsene erwarten. Kleinkinder und Vorschulkinder wachen oft früh auf, ohne geweckt zu werden, während mit Beginn des Schulalters Kinder morgens lieber länger schlafen möchten und geweckt werden müssen. Jugendliche in der Pubertät neigen dazu, bis spät abends bzw. in die Nacht hinein nicht müde zu werden und nicht schlafen zu wollen. Morgens kommen sie entsprechend schlecht aus dem Bett.

Schlafbedarf. Der Schlafbedarf verändert sich mit dem Lebensalter (◘ Tab. 31.1).

Schlafstörungen bei Kindern und Jugendlichen. Schlafstörungen sind bei Kindern und Jugendlichen nur vorübergehend und fast immer ein Zeichen von Ängsten, abendlicher Unruhe im Haus oder erhöhter Angstbereitschaft bei psychischer Überforderung oder Gewalterfahrungen. Bei anhaltenden Schwierigkeiten ist auf jeden Fall ein Kinderarzt aufzusuchen, der wahrscheinlich einen Kinder- und Jugendpsychotherapeuten einschalten wird, um die Ängste der Kinder und Jugendliche aufzudecken und mit ihnen daran zu arbeiten. Selten sind neurologische oder psychiatrische Erkrankungen daran beteiligt.

Pavor nocturnus. Manche Kinder erleben eine Phase von Angstzuständen in der Nacht. Sie schrecken aus ruhigem Schlaf schreiend auf, sitzen aufrecht im Bett, starren auf einen Punkt, haben sichtbar Angst und sind motorisch unruhig. Dabei sind sie in einem schläfrigen Bewusstseinszustand und sind nicht ansprechbar. Sie müssen geweckt werden, um aus dem Angstzustand herauszukommen. Am nächsten Tag kann sich das Kind nicht mehr an den Vorfall erinnern.

Schlafwandeln. Von Schlafwandeln (Noctambulismus, Somnambulismus) spricht man bei koordinierten Handlungsabläufen während des Schlafes, wie z. B. durch die Wohnung wandeln oder sich anziehen, ohne aus dem Schlafzustand herauszukommen. Diese Verhaltensweisen treten überwiegend im Kleinkindalter auf. Sie werden eigentlich kaum als angstvoll erlebt. Problematisch sind die Verletzungsgefahr und das erhöhte Unfallrisiko. Das Verhalten verliert sich in der weiteren Entwicklung meist von selbst.

Zyanotischer Affektkrampf. Bei 5 % der Kinder zwischen sechs Monaten und fünf Jahren treten respiratorische Affektkrämpfe auf. Als Reaktion auf einen Auslöser wie z. B. Schreck, Wut, Trotz oder Schmerz beginnt das Kind ein nicht-überhörbares, pressendes Schreien. Dadurch kann es zu einem reflektorischen Stimmritzenverschluss kommen, der zu einer zerebralen Mangeldurchblutung und schließlich zur Bewusstlosigkeit führt. Selten kommt es im Anschluss zu Muskelkrämpfen oder zu einem tonisch-klonischen Anfall. Bei einigen Kindern fehlt die Schreiphase. Nach einer ausgeprägten Bradykardie kommt es zu einer plötzlichen Bewusstlosigkeit („Blasser Affektkrampf"). In der Regel bleiben diese Anfälle nach Ausschluss von neurologischen Erkrankungen wie Epilepsie ohne Folgen. Meist verschwinden sie im Schulalter spontan. Eine ärztliche Ausschlussdiagnose ist erforderlich, eine Behandlung erfolgt nicht. Die Eltern werden über die prinzipielle Gutartigkeit dieser Anfälle informiert.

Tab. 31.1 Schlafbedarf in Abhängigkeit vom Alter

Alter	Schlafbedarf
0–3 Mon.	14–17 h
3–11 Mon.	12–15 h
1–2 J.	11–14 h
3–5 J.	10–13 h
6–13 J.	9–11 h
14–17 J.	8–10 h
Ab 18 J.	7–9 h

32 Schnupfen

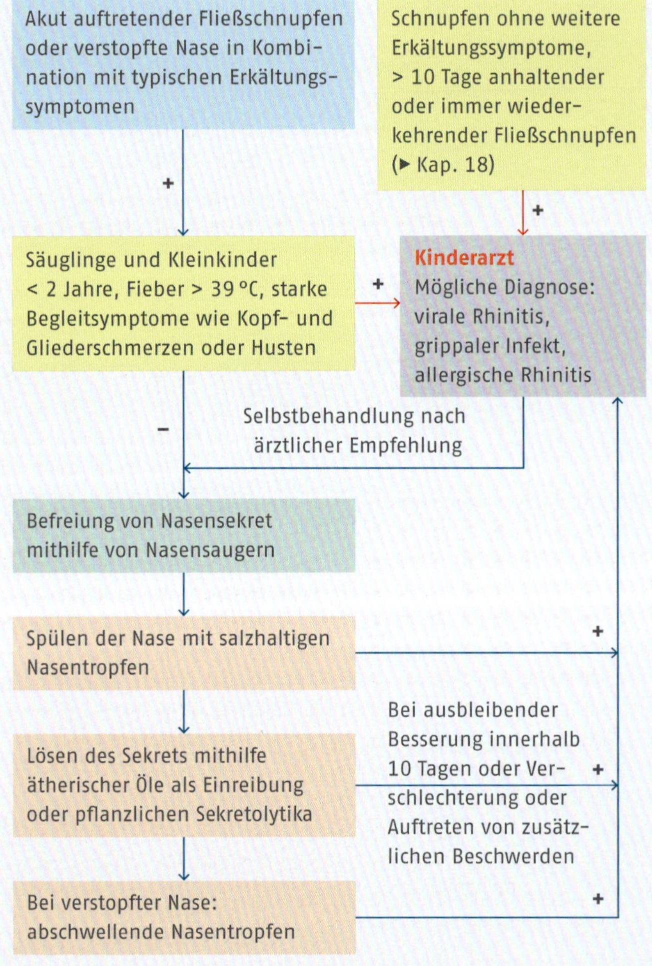

32.1 Grundlagen

Häufigstes Symptom eines viralen Atemwegsinfekts („Erkältung“) mit dem Auftreten von Niesen, wässriger Rhinorrhö und behinderter Nasenatmung. Das Nasensekret wird im Verlauf eines Infekts zunehmend schleimig und zäher, dann auch weißlich oder gelblich. Begleitend können Halsschmerzen und erhöhte Temperatur/Fieber auftreten. Nach zehn Tagen sollten die Symptome abgeklungen sein.

Grenzen der Selbstmedikation

Ein Kinderarztbesuch ist erforderlich bei

- Säuglingen wegen des Risikos für Atemnot, Schlafstörungen und Trinkschwierigkeiten,
- Vorliegen starker Begleitsymptome wie Kopfschmerzen, Ohrenschmerzen, Husten,
- anhaltendem Schnupfen über zehn Tagen.

32.2 Hausmittel

32.2.1 Nasensauger

Vor der Anwendung von Rhinologika sollten die Nasenwege durch sanftes Schnäuzen von Sekret gereinigt werden. Bei Baby und Kleinkindern kann hierzu ein sog. Nasensauger hilfreich sein. Hierbei wir der Nasenadapter nicht in die Nasenöffnung eingeführt, sondern nur an die Öffnung angehalten. Es gibt verschiedene Saugsysteme: vom einfachen Ball, der zur Erzeugung von Unterdruck eingedrückt wird, über das Ansaugen mit dem Mund, elektrisch per Batterie oder einem Staubsauger.

- Mechanische Nasensauger (Nuk Nasensauger)
- Nasensauger mit oral erzeugtem Sog (NoseFrida®)
- Elektrisch betriebene Nasensauger (Olaf® Nasensauger, Angel-Vac®)

32.2.2 Kochsalz-Nasentropfen

Zur Unterstützung der Abwehrfunktion der Nasenschleimhaut sollte eine Befeuchtung der Atemwege mit physiologischer Kochsalzlösung erfolgen. Sie ist mehrmals täglich in die Nasenlöcher tropfen bzw. zu sprühen. Die Lösung verdünnt das Nasensekret, löst getrocknetes Nasensekret auf und erleichtert den Abfluss. Bei Säuglingen empfehlen Hebammen häufig das Einträufeln von Muttermilch in die verschnupften Nasenlöcher. Auch dies dient der Befeuchtung. Bei frühzeitigem Einsatz dieser befeuchtenden und spülenden Nasentropfen kann in vielen Fällen auf abschwellende Nasentropfen verzichtet werden.

- Kochsalz 0,9%ig, andere Salze (Olynth® salin, Wick® VapoSpray Baby & Kind, Emser® Nasentropfen, Emser® Baby Nasentropflösung)

32.2.3 Ätherische Öle

Zusätzlich kann man mit geeigneten ätherischen Ölen als Inhalat oder in Nasensalben die Bildung von dünnflüssigerem Sekret fördern. Nasensalben werden auf die Nasenflügel aufgestrichen. Für die Anwendung bei Säuglingen und Kleinkindern gelten zahlreiche Einschränkungen. Auf campher- und mentholhaltige Zubereitungen sollte bis zum sechsten Lebensjahr verzichtet werden.

- Eukalyptus- und Kiefernnadelöl (Babix®-Inhalat N – ohne Altersbeschränkung)
- Engelwurz (Engelwurzbalsam)

Majoranbutter

Majorankraut und -öl wurden von der Kommission E (Phyto-Therapie) negativ bewertet. Beide Drogen werden bei Schnupfen und Erkältungskrankheiten sowie bei Verdauungsbeschwerden angewendet. Die Wirksamkeit bei den beanspruchten Anwendungsgebieten ist allerdings nicht belegt.

Majorankraut (Herba majoranae) enthält unter anderem Phenole und Phenolglykoside als Arbutin und Hydrochinon in niedriger Konzentration. Die Kanzerogenität von Arbutin und Hydrochinon im Tierversuch ist bewiesen. Die topische Applikation führt zur Depigmentierung der Haut und ist daher nicht für einen längeren Gebrauch geeignet. Berichte über entsprechende Nebenwirkungen von majoranhaltigen Salben liegen in beiden Fällen nicht vor. Angesichts der nicht ausreichend geklärten Risiken sollte die Anwendung von Majoranbutter bei Säuglingen und Kleinkindern nicht erfolgen.

32.3 Sekretolytika

Sekretolytika werden bei akuten und chronischen Entzündungen der Nasennebenhöhle angewandt. Sie dienen dem Lösen des Sekrets der Nasennebenhöhlen, schnelleren Abfließen des Nasensekrets sowie der Vorbeugung von Sinusitiden. Eine zum Sekretlösen ausreichende Flüssigkeitsaufnahme ist erforderlich.

- Eisenkraut, Enzianwurzel, Sauerampferkraut, Holunderblüten, Schlüsselblumenblüten (Sinupret® Saft – für Ki. ab 2 J.)

32.4 Abschwellende Nasentropfen

Bei Kindern haben wir die besondere Situation, dass die Nebenhöhlen und die Gänge zwischen Nase und Ohren (Eustachische Röhre) noch sehr klein sind und schnell zuschwellen. Wenn man nicht für Belüftung sorgt, riskiert man Infektionen, besonders Mittelohrentzündungen. Außerdem beeinträchtigt die ständige Mühe beim Atemholen alle möglichen Funktionen wie Schlafen, Essen und Trinken und damit das gesamte Allgemeinbefinden. Die Behandlung mit abschwellenden Nasentropfen ist zweifelsohne die effektivste. Sie bringt die Schleimhaut binnen Minuten für Stunden zum Abschwellen und befreit damit die oberen Atemwege.
Bei stark behinderter Nasenatmung sind Nasentropfen bzw. -sprays mit α-Sympathomimetika sinnvoll, für Säuglinge (vom Arzt verordnet) vor den Trinkmahlzeiten, für alle Kinder vor allem vor dem Schlafengehen. Insbesondere bei kleinen Kindern sollten abschwellende Nasentropfen nur nach ärztlicher Rücksprache, so selten wie möglich und nur in der für das Alter vorgesehenen Dosierung verwendet werden. Wegen der noch nicht vollständig ausgebildeten Blut-Hirn-Schranke können die Wirkstoffe zentrale Nebenwirkungen wie Bewusstlosigkeit und Atemaussetzer auslösen. Die Anwendung sollte auf wenige Tage beschränkt bleiben, damit es nicht zur Gewöhnung kommt.

Xylometazolin

- 0,025 % (Olynth® 0,025 % Schnupfen Lösung, Otriven® gegen Schnupfen 0,025 % Nasentropfen – für Ki bis 2 J.)

- 0,05 % (Olynth® 0,05 %, Otriven® 0,05 %, Nasenspray-ratiopharm® Kinder – für Ki. von 2–6 J.)
- 0,1 % (Olynth® 0,1 %, Otriven® 0,1 %, Nasenspray-ratiopharm® Erwachsene – für Ki. ab 6 J. und Erw.)

Oxymetazolin

- 0,01 % (Nasivin® Dosiertropfer ohne Konservierungsstoffe für Babys – für Ki. bis 2 J.)
- 0,025 % (Nasivin® ohne Konservierungsstoffe Dosierspray für Kleinkinder – für Ki. von 2–6 J.)
- 0,05 % (Nasivin® Dosierspray für Erwachsene und Schulkinder – für Ki. ab 6 J. und Erw.)

CAVE

Um möglicherweise lebensgefährliche **Überdosierungen** zu vermeiden, sind immer nur die für das jeweilige Kindsalter zugelassenen Rhinologika zu verwenden. In der „Monatsschrift für Kinderheilkunde" wurde über einen Fall berichtet, in dem ein 30 Tage altes Mädchen dreimal täglich 0,1 ml 0,05%ige Xylometazolin-Schnupfenlösung erhalten hatte und anschließend wegen Erbrechen, Apnoe und Bewusstlosigkeit auf die Intensivstation der Kinderklinik aufgenommen werden musste. Auch bei Kindern gilt die Empfehlung, die Anwendung von abschwellenden Nasentropfen oder -sprays auf möglichst wenige Tage zu beschränken, um Gewöhnung und reaktives Zuschwellen der Nasenschleimhaut zu vermeiden.

32.5 Alternative Therapie

Zum Spülen der Nase können auch homöopathische Nasentropfen verwendet werden. Zu beachten ist, dass Sprays erst für Kinder ab zwei Jahren angewendet werden dürfen. Luffa Nasentropfen DHU haben die Indikation „Chronischer Schnupfen", die bei Kindern generell vom Kinderarzt abgeklärt werden muss. Euphorbium comp Nasentropfen SN (für Kinder ab zwei Jahren) und Sinupas® Mischung zum Einnehmen (ohne Altersbeschränkung) sind zugelassen bei Schnupfen zur Begleittherapie von Nasennebenhöhlenentzündungen, Sinuselect® Tropfen (ohne Alterseinschränkung) zur Behandlung der Symptome einer Sinusitis. In der Homöopathie wird traditionell Sambucus nigra D12 angewendet.

Hintergrundinformationen

Alter. Säuglinge und Kleinkinder unter zwei Jahren können aufgrund der anatomischen Kleinheit und Enge der Atmungsorgane bei einer Infektion schwere Symptome entwickeln, die eine ärztliche Behandlung erfordern. Leichte Symptome wie sog. Schnorcheln oder eine kurzfristig verstopfte Nase treten bei Säuglingen häufig ohne weitere Infektion auf und werden auch „Säuglingsschnupfen" genannt (▸Kap. 30).

Dauer der Beschwerden. Anhaltender Schnupfen (Rhinorrhö) über zehn Tage, ein anhaltender Stockschnupfen mit behinderter Nasenatmung oder auch eine plötzlich auftretende Verschlechterung der Symptome im Anschluss an einen Infekt sind Gründe für eine ärztliche Abklärung.

Begleitsymptome. Kopf-, Gesichts- oder Ohrenschmerzen sind Symptome für Komplikationen (Sinusitis, Otitis), die nicht selbst behandelt werden können. Hohes Fieber und andere Anzeichen einer klinischen Verschlechterung wie Halsschmerzen und Schluckbeschwerden müssen vom Arzt abgeklärt werden.

„Säuglingsschnupfen". In den ersten Lebensmonaten zeigen Säuglinge häufig Symptome eines Schnupfens oder einer verstopften Nase, sie machen Atemgeräusche oder sie „schnorcheln", ohne dass eine Infektion vorliegt (▸Kap. 30). Grund dafür ist die anatomische Kleinheit der Atemwege. Bei Aufregung (beim Schreien) schwellen die Schleimhäute zusätzlich an. Beim Aufstoßen kann Milch in die Nase gelangen. In diesem Fall verstärkt sich das Schnorcheln nach dem Füttern. Diese Art des Schnupfens kann mit kochsalzhaltigen Nasentropfen gelindert werden.

Sinusitis. Aus einem einfachen Schnupfen kann sich durch eine bakterielle Superinfektion eine Sinusitis entwickeln. Die typischen Symptome sind Fieber, eitriger Schnupfen und Kopfschmerzen. Der Arzt entscheidet über die Therapie (evtl. Antibiotika).

Mittelohrentzündung (Otitis media). Bei bakterieller Superinfektion des Mittelohrs. Leitsymptome sind starke Ohrenschmerzen, Fieber und bei Inspektion des Ohrs durch den Arzt eine Rötung und Vorwölbung des Trommelfells (▶Kap. 28). Die Kinder sind extrem unruhig, schreien und fassen sich häufig an die Ohrmuschel. Die Therapie erfolgt mit Antibiotika (Rx), Paracetamol gegen Fieber und Schmerzen und abschwellenden Nasentropfen zur Verbesserung der Nasenatmung und Belüftung des Mittelohrs.

Erkrankung der Rachenmandel (Adenoide, sog. „Polypen"). Chronisch-rezidivierende Infekte führen zu einer Entzündung und Hyperplasie der Rachenmandel, die dadurch eine anhaltende Behinderung der Nasenatmung verursacht und sekundär weitere rezidivierende Infekte hervorruft. Typische Zeichen sind Mundatmung des Kindes, eine nasale Sprache und nächtliches Schnarchen. Auf Dauer kann sich ein typischer Gesichtsausdruck ausbilden mit geöffnetem Mund und eingeschränkter Mimik. Die Therapie ist hier die operative Entfernung der Rachenmandel.

33 Speien/Spucken

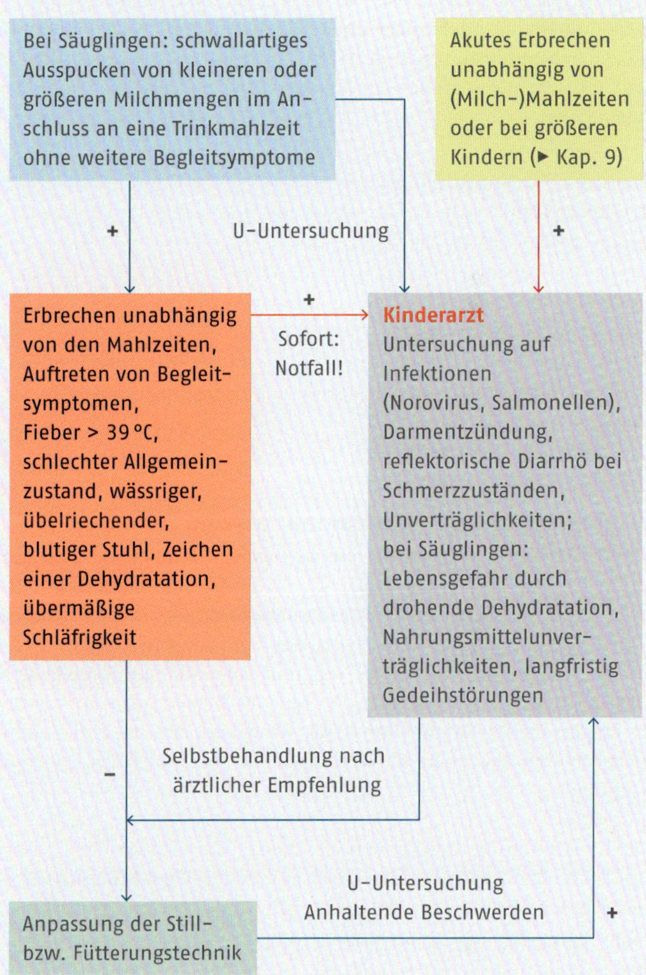

33.1 Grundlagen

Schwallartiges Ausspucken von kleinen oder auch größeren Nahrungsmengen – insbesondere Milch – ohne begleitende Übelkeit ist bei Säuglingen und Kleinkindern häufig. Es tritt immer im Anschluss an eine Mahlzeit auf und beeinträchtigt das Wohlbefinden des Kindes nicht. Als Ursache betrachtet man zu eine rasche Fütterung oder zu große Nahrungsmengen.

Grenzen der Selbstmedikation

Der Kinderarzt kann bei einem anstehenden Besuch darauf hingewiesen werden. Ein Notfall liegt vor:

- wenn das Kind unabhängig von einer Fütterung erbricht (spuckt/speit),
- bei gleichzeitig auftretendem Fieber > 39 °C,
- bei schlechtem Allgemeinzustand des Kindes, übermäßiger Müdigkeit, Schläfrigkeit,
- bei Gedeihstörungen, Wachstumsstörungen, fehlender Gewichtzunahme oder Gewichtsverlust.

33.2 Allgemeine Verhaltensmaßnahmen

Stillen/Füttern. Da als Ursache ein zu hastiges Trinken oder zu große Trinkmahlzeiten angesehen werden, wird zur Vermeidung des Speiens empfohlen, beim Stillen oder Füttern mit der Flasche immer wieder Pausen einzulegen. In diesen Pausen wird das Kind senkrecht an die Schulter angelegt, vorsichtig auf und ab bewegt und ihm auf den Rücken geklopft, damit mit dem Trinken geschluckte Luft im Magen nach oben steigen und aufgestoßen werden kann. Das Kind soll ein sog. „Bäuerchen" machen. Dieses Vorgehen empfiehlt sich vor allem auch am Ende einer Fütterung, bevor das Kind wieder zum Schlafen hingelegt wird.

Bei der Verfütterung mithilfe von Flaschen ist darauf zu achten, dass das Saugerloch nicht zu groß ist. Bei frisch aufgeschüttelten Milchnahrungen sollte sich der Schaum vor der Verfütterung erst absetzen.
Weitere Maßnahmen sind nicht notwendig.

34 Tränennasengangsverschluss

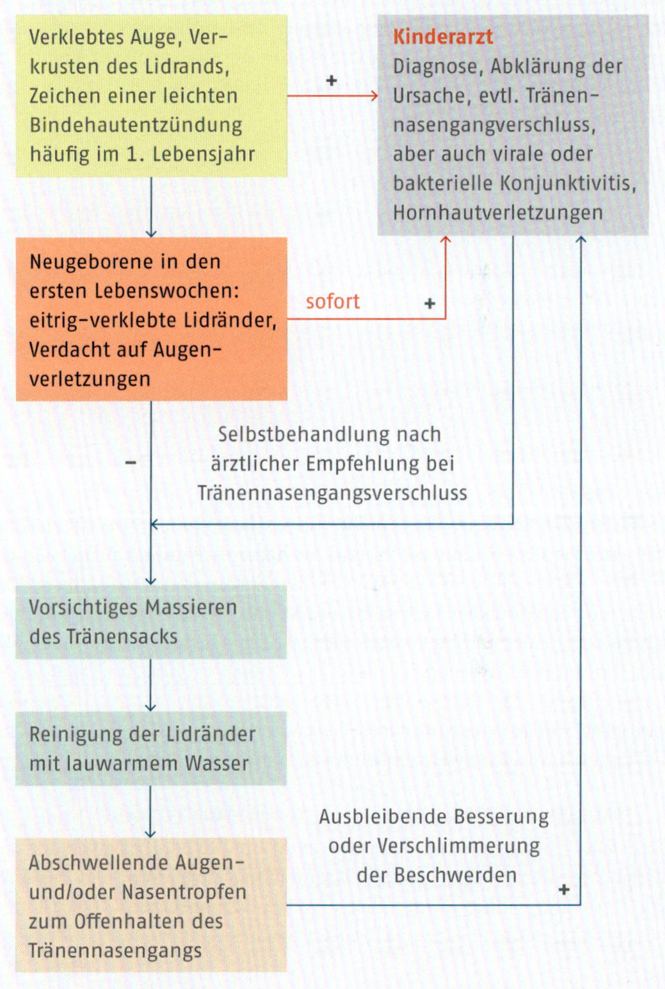

34.1 Grundlagen

Säuglinge im ersten Lebensjahr leiden aufgrund der anatomischen Enge und der Unausgereiftheit des Tränennasengangs (Dakryostenose) an einem Verschluss des Tränenkanals. Die Tränenflüssigkeit kann nicht darüber ablaufen. Stattdessen läuft sie über die Wange ab. Es kommt zu einem Verkrusten des Lidrands und einer häufig wiederkehrenden Bindehautentzündung.

Grenzen der Selbstmedikation

Selbstbehandlung nur bei bekannter Symptomatik und vorheriger Diagnose des Kinderarztes.

Bei neu auftretenden Symptomen am Auge ist ein Besuch beim Kinderarzt zwingend anzuraten.

Ein sofortiger Arztbesuch ist erforderlich bei

- Neugeborenen und Säuglingen in den ersten Lebenswochen,
- eitrig verklebten Lidrändern,
- Verdacht auf Fremdkörper im Auge oder auf Augenverletzung.

34.2 Hausmittel

Massieren des Tränensacks. Leichte Streichbewegungen im Bereich des Tränensacks können bewirken, dass sich der Verschluss öffnet. Durch sanften Druck mit den Fingerkuppen der Zeigefinger vom inneren Lidwinkel zur Nase hin wird versucht, die Membran zu „sprengen“ und den Tränenkanal durchgängig zu machen. Diese Massage sollte mehrmals täglich durchgeführt werden.

Reinigung der Verkrustung. Lauwarmes Leitungswasser reicht aus, um die Verkrustung aufzuweichen und auszuwaschen.

34.3 Abschwellende Augen- oder Nasentropfen

Nach Empfehlung des Kinderarztes kann ein Behandlungsversuch mit adstringierenden Augen- oder Nasentropfen über max. ein bis zwei Wochen durchgeführt werden. Die Tropfen werden jeweils im Anschluss an die durchgeführte Massage des Tränensacks angewendet. Sie wirken abschwellend auf die versorgenden Blutgefäße, können damit den Tränengang geöffnet halten und vermindern die Bildung von serösem Sekret. Cave: Eine Daueranwendung führt zu reflektorischem Anschwellen der Blutgefäße und damit zu einer Verschlechterung der Symptome.

Augentropfen

- Tetryzolin (Berberil® N EDO® Augentropfen, Visine® Yxin® ED – für Ki. nur unter ärztlicher Kontrolle)

Nasentropfen

- Xylometazolin (Olynth® 0,025 % Schnupfen Lösung, Otriven® gegen Schnupfen 0,025 % Nasentropfen – für Ki. bis 2 J.)
- Oxymetazolin (Nasivin® Dosiertropfer ohne Konservierungsstoffe für Babys – für Ki. bis 2 J.)

34.4 Alternative Therapie

Bei leichten Bindehautreizungen, zum Spülen und Benetzen des Auges werden Euphrasia-(Augentrost-)Augentropfen (Wala, Euphrasia D3-Augentropfen, Weleda) verwendet. Für eitrige Bindehautentzündungen sind Mercurialis Wala Augentropfen und Calendula D4-Augentropfen von Weleda zugelassen.

CAVE

Bindehautentzündung bei Neugeborenen. Ursache ist hier meist Chlamydia trachomatis (Einschlussblenorrhö). Tritt meist am fünften bis 14. Lebenstag auf, sofortige antibiotische Therapie durch den Kinderarzt!

Bindehautentzündungen bei Kindern < 6 J. Häufig bakteriell bedingte Konjunktivitiden. Antibiotische Therapie beider Augen erforderlich.

Bindehautentzündungen bei Kindern > 6 J. Oft virale Konjunktivitis, meist mild und begrenzt, in 20 % der Fälle aber mit schwerwiegenden Symptomen, hochkontagiös!

35 Vergiftungen

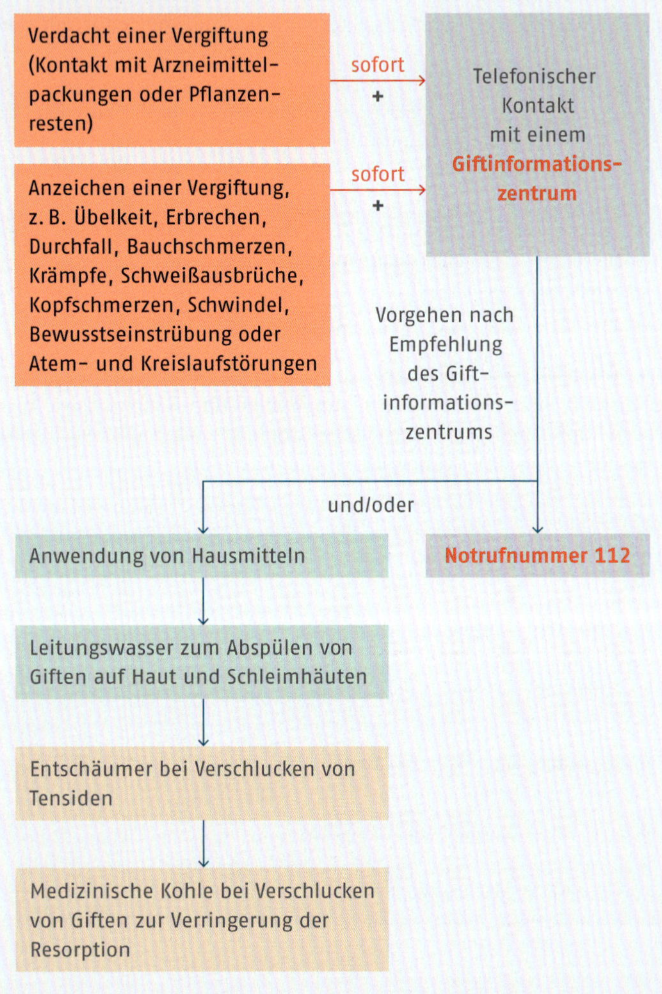

35.1 Grundlagen

Häufige Unfälle im Kleinkindalter sind Vergiftungen. Als Vergiftung definiert das Bundesinstitut für Risikobewertung „eine gesundheitsschädigende Einwirkung von chemischen, tierischen, pflanzlichen, bakteriellen oder sonstigen Stoffen auf den Körper“ Die Aufnahme erfolgt bei Kindern meist über den Verdauungskanal durch das In-den-Mund-Nehmen von ungeeigneten Stoffen. Eine Vergiftung kann aber auch über die Atmungsorgane, über die Haut oder durch Injektion erfolgen.

Zeichen einer Vergiftung hängen vom Gift ab, mit dem das Kind in Kontakt geraten ist. Häufige Anzeichen sind Übelkeit, Erbrechen, Durchfall, Bauchschmerzen, Krämpfe, Schweißausbrüche, Kopfschmerzen, Schwindel, Bewusstseinstrübung oder Atem- und Kreislaufstörungen.

Giftinformationszentren 2019 (Bundeszentrale für gesundheitliche Aufklärung)

- Berlin: Giftnotruf der Charité-Universitätsmedizin Berlin, Tel. 030 **19240**
- Bonn: Informationszentrale gegen Vergiftungen, Zentrum für Kinderheilkunde, Tel. 0228 **19240**
- Erfurt: Gemeinsames Giftinformationszentrum der Länder Mecklenburg-Vorpommern, Sachsen, Sachsen-Anhalt und Thüringen, Tel. 0361 **730730**
- Freiburg: Universitätsklinikum Freiburg, Vergiftungs-Informations-Zentrale, Tel. 0761 **19240**
- Göttingen: Giftinformationszentrum-Nord der Länder Bremen, Hamburg, Niedersachsen und Schleswig-Holstein, Tel. 0551 **19240**
- Homburg/Saar: Informations- und Behandlungszentrum für Vergiftungen, Tel. 06841 **19240**
- Mainz: Giftinformationszentrum der Länder Rheinland-Pfalz und Hessen, Tel. 06131 **19240**
- München: Giftnotruf München, Tel. 089 **19240**
- Wien/Österreich: Vergiftungsinformationszentrale – Gesundheit Österreich GmbH, Tel. +43 14064343
- Zürich/Schweiz: Schweizerisches Toxikologisches Informationszentrum, Tel. +41 442515151

Grenzen der Selbstmedikation

Bei jeder Vergiftung sollte ein Anruf bei einem der acht Giftinformationszentren in Deutschland erfolgen. Die Experten der Giftinformationszentren geben dann gezielt konkrete Ratschläge, wie weiter vorzugehen ist – entweder häusliche Notfallmittel einzunehmen oder den Notruf 112 zu wählen, um eine notärztliche Versorgung zu erhalten.

35.2 Allgemeine Verhaltensmaßnahmen

Reaktion bei Hinweis auf Vergiftung. Ruhe bewahren und das Kind beruhigen!

Anruf beim Giftinformationszentrum. Bei jeder Vergiftung sollte ein Anruf bei einem der acht Giftinformationszentren in Deutschland erfolgen. Die aktuellen Giftinformationszentren Deutschlands sind in Berlin, Bonn, Erfurt, Freiburg, Göttingen, Homburg, Mainz und München. Die Kontaktdaten werden regelmäßig von Avoxa, Mediengruppe Deutscher Apotheker GmbH, veröffentlicht.

Im Telefonat werden die relevanten Fragen gestellt:

- Wer ist betroffen? Ein Kind? Wie alt, wie schwer ist das Kind?
- Was hat derjenige eingenommen bzw. womit ist er in Kontakt gekommen? Wie ist der genaue Name des Stoffs oder des Produkts oder der Pflanze? Eine möglichst genaue Beschreibung einer Pflanze bzw. dessen Frucht sollte erfolgen.
- Wie wurde die Substanz eingenommen oder wie fand der Kontakt statt?
- Wie viel wurde genau eingenommen? Bei nicht bekannter Menge folgt die Frage nach der maximal möglichen Menge.
- Wann wurde es eingenommen? Hier kann die exakte Zeitangabe oder eine vermutete Zeitangabe genannt werden.
- Was wurde bisher unternommen?
- Wie geht es dem Betroffenen?
- Wie ist der Anrufer erreichbar?

Je nach Vorfall geben die Experten der Giftinformationszentren konkrete Ratschläge, wie weiter vorzugehen ist – entweder häusliche Notfallmittel einzunehmen oder den Notruf 112 zu wählen, um eine notärztliche Versorgung zu erhalten. Zur Sicherheit ist vor der Anwendung der häuslichen Notfallmittel die Empfehlung des Giftinformationszentrums abzuwarten.

Vermeidung von Vergiftungen im Haushalt. Um Vergiftungen im Haushalt zu vermeiden, sind einige Regeln einzuhalten:

- Besondere Aufmerksamkeit gilt Stoffen, die für Kinder Gefahrenquellen sein können, z. B. Arzneimittel, Reinigungsmittel und Spülmittel, Farben und Lacke, Dünger und Pflanzenschutzmittel, Nikotin und giftige Zimmer- sowie Gartenpflanzen.
- Giftige Stoffe sind für Kinder möglichst unerreichbar aufzubewahren.
- Kinder sollten beaufsichtigt werden; besondere Aufmerksamkeit gilt bei Besuchern, die evtl. (unerwartet) Arzneimittel oder Nikotin mit sich führen, bei Kontakt mit älteren Kindern oder Aufenthalt in fremden Haushalten.
- Kinder sollten möglichst frühzeitig über Gefahr- und Giftstoffe aufgeklärt werden, um ihre Eigenkompetenz zu entwickeln.
- Auf erste Anzeichen einer möglichen Vergiftung achten: leere oder angebrochene Packungen, Pflanzenreste o. ä. in Kinderhand oder um den Mund herum; Hinweise des Kindes auf üblen Geschmack oder erste Bauchschmerzen sind ernst zu nehmen.

35.3 Wasser

Erste Hilfe bei Kontakt mit Haut und Schleimhäuten ist Leitungswasser. Der Mund ist zu leeren und mit lauwarmem Wasser auszuspülen, evtl. kleine Schlucke nachtrinken. Ätzende Stoffe auf der Haut sind mit reichlich lauwarmem Leitungswasser zu spülen. Für die Anwendung am Auge eignen sich Leitungswasser oder spezielle Augenspüllösungen. Hier muss das betroffene Auge mehrere Minuten lang mit Wasser gespült werden, so dass das nicht betroffene Auge vor Spülwasser geschützt bleibt. Dabei muss das Auge (von einem Helfer) offen gehalten werden.

- Natriumchloridlösung (Plum Augenspülung 500 ml NaCl Duo)

35.4 Entschäumer

Beim Verschlucken von Tensiden, z. B. in Spülmittel, in Flüssigwaschmittel oder Handwaschmittel kommt es zu einer Reizung der Magenschleimhaut und in der Folge meist zum Erbrechen. Die größte Gefahr besteht in der Aspiration (Einatmen) des schäumenden Mageninhalts und damit zu einer Entzündung von Bronchialgewebe. Erste-Hilfe-Maßnahme ist hier die sofortige Gabe eines Entschäumers.

- Dimeticon, Simeticon (Lefax® Pump-Liquid, sab® simplex 69,19 mg/ml Suspension zum Einnehmen)

35.5 Medizinische Kohle

Um die Resorption von giftigen Wirkstoffen zu verringern, wird medizinische Kohle eingesetzt. Sie ist wegen ihrer großen Oberfläche (ca. 1 000–2 000 m^2/g Kohle) dazu gut geeignet. Die Empfehlung ist, pro Kind fünf Gramm Carbo medicinalis in Pulverform vorrätig zu halten. Das Zerkleinern von Kohle Compretten® kostet zu viel Zeit. Kohlepulver wird in Wasser, Tee oder Saftschorle eingerührt. Hilfreich sind undurchsichtige Trinkgefäße, um das Kind dazu zu bringen die schwarze Suspension zu trinken.

- Carbo medicinalis (Kohle-Pulvis, Ultracarbon® 50 g Granulat zur Herstellung einer Suspension)

CAVE

Viele noch häufig genannte **Hausmittel** sind **ungeeignet**:

- Das Kind sollte **nicht zum Erbrechen** gebracht werden, weder mechanisch, noch mit Kochsalz oder anderen Brechmitteln (Ipecacuanha Sirup). Dabei kommt es bei Tensiden zum Aufschäumen des Mageninhalts und zur Aspiration von Tensidschäumen. Bei Verätzungen kommt es dabei zum wiederholten Kontakt des Giftstoffs mit der Speiseröhre. Bei Gabe von hochkonzentrierten Kochsalzlösungen und unvollständigem Erbrechen droht eine NaCl-Vergiftung.
- Das Kind sollte **keine Milch** trinken. Milch kann die Aufnahme fettlöslicher Giftstoffe beschleunigen und verstärken.

36 Verstopfung

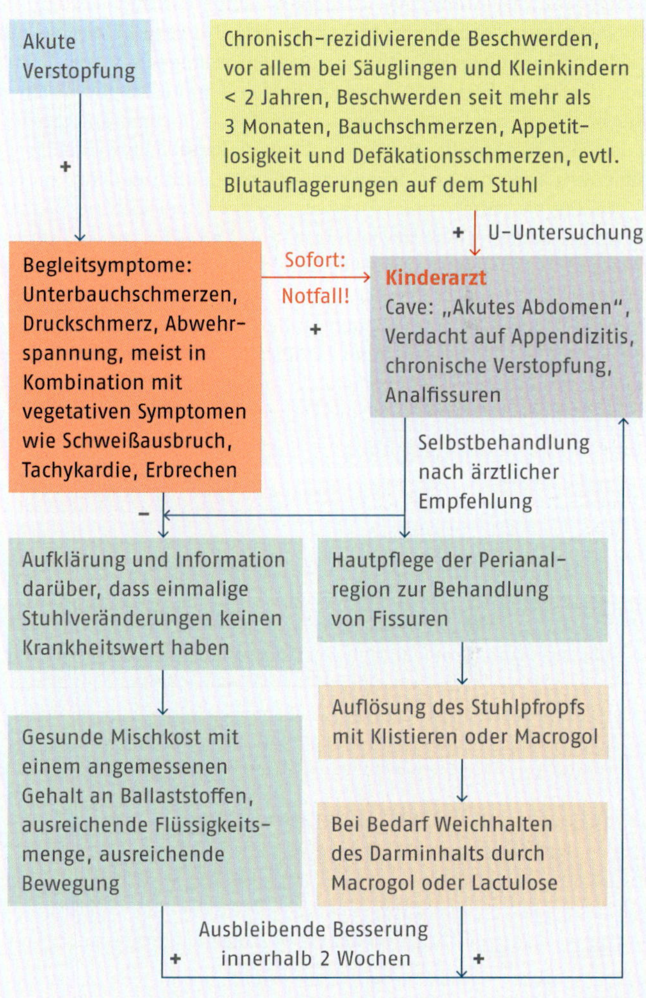

36.1 Grundlagen

Syn. Obstipation. Symptomenkomplex aus verminderter Stuhlfrequenz, erhöhter Stuhlkonsistenz und Schmerzen bei der Darmentleerung. Eine akute Verstopfung (durch eine Nahrungs- oder Umgebungsveränderung) hat keinen Krankheitswert. Oft kann aber durch eine schmerzhafte Defäkation ein Teufelskreis mit Zurückhalten und weiterem Einhärten des Stuhls beginnen, der in eine chronisch-habituelle Obstipation mündet.
Die individuelle Stuhlfrequenz bei Kindern kann schwanken. Es gibt keine engen Vorgaben. Bei Säuglingen gilt eine Stuhlfrequenz von dreimal pro Tag bis einmal pro Woche als normal. Übertriebene Beobachtung und unangemessene Erwartungshaltung (üblicherweise: Stuhlgang einmal pro Tag) macht das normale Stuhlverhalten des Kindes zu einem Problem, was sich mit der Zeit verstärkt.
Begleitsymptome sind häufig Bauchschmerzen, Übelkeit und Blähungen. Bei anhaltender Obstipation kann es zum sog. Kotschmieren (Enkopresis, Stuhlinkontinenz) kommen.

Grenzen der Selbstmedikation

Ein Kinderarztbesuch ist erforderlich bei

- Säuglingen und Kleinkindern unter zwei Jahren mit wiederholt auftretenden Schmerzen bei der Stuhlentleerung und harten, seltenen Stuhlgängen,
- Beschwerden seit mehr als drei Monaten,
- akut auftretender Stuhlveränderung, Unterbauchschmerzen, Druckschmerz, Abwehrspannung, meist in Kombination mit vegetativen Symptomen wie Schweißausbruch, Tachykardie, Erbrechen,
- rezidivierenden Bauchschmerzen, Blähungen, Appetitlosigkeit und Defäkationsschmerzen, evtl. Blutauflagerungen auf dem Stuhl.

36.2 Allgemeine Verhaltensmaßnahmen

36.2.1 Aufklärung und Information

Schwankungen der Stuhlfrequenz sind häufig und nicht immer auf konkrete Ursachen zurückzuführen. Änderungen des Tagesrhythmus, der Umgebung, der Ernährung und der Flüssigkeitsmenge oder auch Arzneimittel können die Darmentleerung oder die Stuhlmenge verändern. Schwere Allgemeinerkrankungen des Kolons sind selten die Ursache für Verstopfung im Kindesalter. Eine einmalig schmerzhafte Defäkation kann zum Einhalten von Stuhl führen, in Folge zum Einhärten und nachfolgend wieder schmerzhafter Darmentleerung. Dadurch kann ein Teufelskreis entstehen, der zu chronischer Verstopfung führt. Wichtigste Maßnahme ist hier, den Tagesablauf zu normalisieren, möglichst wenig Änderungen in der Ernährung sowie möglichst wenig Manipulation vorzunehmen und Ruhe zu bewahren.

Es gilt zu beobachten, was der Grund für das Einhalten des Stuhls ist. Manchmal ist es auch die (trotzige) Reaktion auf zu viel Aufhebens der Eltern. Meistens sind es anale Fissuren durch einmalig harten Stuhlgang. Zu bedenken ist aber auch, dass manuelle Manipulationen oder Missbrauch vorliegen kann.

Typische Trigger für die Entstehung einer funktionellen chronischen Obstipation bei Kindern zwischen einem und fünf Jahren sind:

- akuter Stuhlverhalt, z. B. als Folge von Fieber, Dehydratation, Bettlägerigkeit,
- willkürlicher Stuhlverhalt bei Nicht-Verfügbarkeit einer Toilette, Toilettenphobie,
- perianale Entzündung, Fissuren,
- regelmäßige Manipulationen am Anus, z. B. durch Fiebermessen, Klistiere, Zäpfchen,
- inadäquate Reaktion auf akuten Stuhlverhalt.

36.2.2 Toilettentraining

Sog. „Sauberkeitserziehung“ ist unnötig. Kinder sind erst mit zweieinhalb bis drei Jahren in der Lage, ihre Aufmerksamkeit gezielt auf die Vorgänge der Ausscheidung zu lenken, den Zusammenhang zwischen dem Gefühl des Stuhldrangs und der Darmentleerung herzustellen und dann auch noch ihre Ausscheidung zu kontrollieren. Zu diesem Zeitpunkt ergibt sich die Benutzung des Töpfchens und dann der Toilette von selbst. Je früher und je strenger eine „Sauberkeitserziehung“ erfolgt, umso eher treten im normalen Ablauf Schwierigkeiten bis hin zur „Toilettenphobie“ auf.

Darmentleerungen sind Folgen des gastrokolischen Reflexes. Nach Aufnahme von Nahrung wird der Darm in Bewegung versetzt. Wenn der Enddarm gefüllt war, kommt es jetzt zur Entleerung. Das Kind sollte ab Kleinkindalter angehalten werden, bei jedem Gefühl, auf die Toilette gehen zu müssen, diesem nachzugehen und sich dabei ausreichend Zeit lassen. Ziel ist es, Stuhl nicht einzuhalten und damit zu vermeiden, dass Darminhalt eindickt, verhärtet und nur mit Schmerzen entleert werden kann.

36.2.3 Ernährung

Eine regelmäßige Darmentleerung ist Folge einer regelmäßigen, angemessenen Ernährung. Zu einer gesunden Ernährung gehört eine ballaststoffreiche Kost und eine ausreichende Flüssigkeitsmenge. Der Nutzen einer Ernährungsumstellung ist jedoch nicht wissenschaftlich belegt. Deshalb sollte jede Änderung ohne Zwang erfolgen, damit der Spaß am Essen nicht verloren geht. Die Menge an Ballaststoffen muss dem Bedarf des Kindes angemessen sein. Oft reicht schon eine zusätzliche Zwischenmahlzeit mit Obst oder Rohgemüse (Möhren, Kohlrabi) oder ein Glas Pflaumen- oder Apfelsaft nach Vorliebe des Kindes.

Bei anhaltender Obstipation im Kleinkindalter, die auf Laxanzien nicht anspricht, kann es gerechtfertigt sein, zwei bis drei Wochen auf kuhmilchhaltige Produkte zu verzichten.

Eine Umstellung der Ernährung ist erst nach Normalisierung des Darmtonus sinnvoll. Das heißt, dass zuerst die Transportfunktion des Darms wieder hergestellt und ein Stuhlpfropf (Stuhlimpaktion) im Enddarm abgesetzt sein muss.

36.2.4 Bewegung

Ein Mangel an körperlicher Bewegung (Bettlägerigkeit, Immobilisation) führt zu einer Verringerung der Darmbewegung. Umgekehrt gibt es keinen Hinweis darauf, dass eine Zunahme der körperlichen Aktivität den Stuhlgang verbessert.

36.3 Lokale Hautpflege

Zur Behandlung von Analfissuren und zur Erleichterung einer Darmentleerung können lokal angewendete Pflegesalben gegen Entzündungen und Schmerzen eingesetzt werden, z. B. typische Hämorrhoidensalben.

- Neutrale Fette, Vaseline, Bienenwachs (Posterisan® protect Salbe, Vaseline)
- Hamamelis (Hametum® Hämorrhoidensalbe, Faktu® lind Salbe mit Hamamelis)
- Phenol-Methanal-Harnstoff-Polykondensat (Tannolact® Creme/Fettcreme)
- Lidocain (Posterisan® akut 50 mg/g Rektalsalbe)

36.4 Klistiere und Zäpfchen

Zur Entfernung angestauter Stuhlmassen im Rektum (Desimpaktion) können stuhlpfropferweichende Klistiere oder Zäpfchen verwendet werden. Problematisch sind evtl. vorhandene Analfissuren, bei denen die lokale Behandlung zusätzliche Schmerzen bereiten. Eine ärztliche Durchführung in Sedierung ist hier evtl. angeraten. Je nach Zustand des Kindes kann eine Anwendung unter ärztlicher Kontrolle über mehrere Tage notwendig sein, um den verhärteten Kot zu entleeren.

- Glycerol (Glycilax® für Kinder Zäpfchen, Babylax® Rektallösung – ohne Altersbeschränkung)
- Natriumhydrogencarbonat/Natriumdihydrogenphosphat (Lecicarbon® -S bzw. -K Zäpfchen – ohne Altersbeschränkung)

36.5 Macrogol

Macrogol wirkt als osmotisches Laxans stuhlerweichend und regt durch eine Volumenzunahme im Darm die Peristaltik an.

Zur Akutbehandlung wird Macrogol hoch dosiert 1,6–2 g/kg KG/d über drei Tage verwendet, um den Darm von angestauten Kotmengen zu entleeren.

Macrogol wird bei chronischer Obstipation als Erhaltungstherapie über Monate verabreicht, um den Stuhl weich zu halten. Die individuelle Dosierung liegt bei 0,8 g/kg KG in zwei Einzeldosen. Die Dosis kann nach und nach verringert werden.

- Macrogol (Movicol® Junior, Kinderlax, Juniorlax® – für Ki. ab 2 J.)

36.6 Lactulose

Osmotisch wirksames Laxans zur Dauertherapie. Die Dosierung für Säuglinge beträgt 5–15 ml, Kleinkinder 20–30 ml, Schulkinder 30–90 ml in 1–3 Tagesdosen. Probleme bei der Anwendung sind der Geschmack und auftretende Blähungen.
Der häufig verwendete Milchzucker (Laktose) hat keinen Wirksamkeitsnachweis.

- Lactulose (Bifiteral® Sirup, Generika – ohne Altersbeschränkung)

36.7 Hydragoge Laxanzien

Hydragoge Laxanzien, die direkt die Darmmotilität anregen, sind in der Kinderheilkunde obsolet, auch wenn sie eine Zulassung zur Anwendung bei Kindern haben.

- Bisacodyl (Dulcolax® Dragees – für Ki. ab 2 J., Dulcolax® Zäpfchen – für Ki. ab 10 J.)
- Natriumpicosulfat (Laxoberal® Tropfen – für Ki. ab 4 J.)

Hintergrundinformationen

Alter < 2 Jahren. Bei Beginn der Obstipation im Säuglingsalter können anorektale Fehlbildungen oder Innervationsstörungen die Ursache sein. Gleichzeitig kommt es fast immer zu Appetitstörungen und Gedeihstörungen.

Beschwerden länger als drei Monate. Bei chronischen Beschwerden ist eine ärztlich kontrollierte Therapie erforderlich, um eine Dauerbehandlung einzuleiten. Eine Akutbehandlung reicht in diesem Fall oft nicht aus, weil sich falsche Verhaltensmuster bei Kind und Eltern eingeprägt haben, die nur schwer wieder zu ändern sind.

Schmerzen bei der Stuhlentleerung. Analfissuren nach einer schmerzhaften Entleerung oder Manipulationen am Anus können zum Zurückhalten des Stuhlgangs und zur Chronifizierung einer Verstopfung führen.

Schwere Symptome. Ein harter, aufgeblähter Bauch, Druckschmerz, Inappetenz und Erbrechen sind akute Hinweise auf einen Darmverschluss, der sofort notärztlich versorgt werden muss.

Stuhlrückhaltemanöver und Enkopresis. Kleinkinder mit funktioneller Obstipation versuchen mehrfach pro Tag durch Überstreckung, Anspannung des Beckenbodens oder Fersensitz, aktiv den Stuhl zurückzuhalten (Rückhaltemanöver). Dabei kommt es häufig (bis zu 85 % der betroffenen Kinder) zu einem „Stuhlschmieren". Durch das Zurückhalten kommt es zu einer sekundären Zersetzung des eingedickten Kots und zu einem unkontrollierten Abgang eines flüssigen, übelriechenden Überlaufstuhls, der sich an den Kotballen vorbeischiebt. Als Enkopresis wird das wiederholte freiwillige oder unfreiwillige Einkoten bei Kindern ab einem Alter von vier Jahren bezeichnet.

Morbus Hirschsprung. Kongenitales Megakolon, angeborene Erkrankung des Dickdarms. Durch Fehlbildungen im Bereich der Innervierung von Kolonsegmenten kommt es zu einer Engstellung der betroffenen Darmsegmente und zu einer Erweiterung der davorliegenden Darmabschnitte (Megakolon). Symptome zeigen sich bereits Tage nach der Geburt (fehlender Mekoniumabgang), Obstipation, Erbrechen, Gedeihstörungen des Kindes.

Analfissuren. Schleimhauteinrisse im Bereich des Anus sind häufig verursacht durch harten, großkalibrigen Stuhl. Sie zeigen sich oft in aufgelagerten Blutbeimengen im Stuhl, schmerzhafter Stuhlentleerung und sekundärer Obstipation.

Tab. 36.1 Normale Stuhlfrequenz (nach Illing, Claßen Klinikleitfaden Pädiatrie)

Alter und Ernährung	Stuhlfrequenz
Säuglinge unter Muttermilch	10 ×/d – 1 ×/14 d (!)
Säuglinge unter Formulanahrung	1–4 ×/d
Kleinkinder	0,5–3 ×/d
Schulkinder und Jugendliche	0,5–2 ×/d

37 Warzen

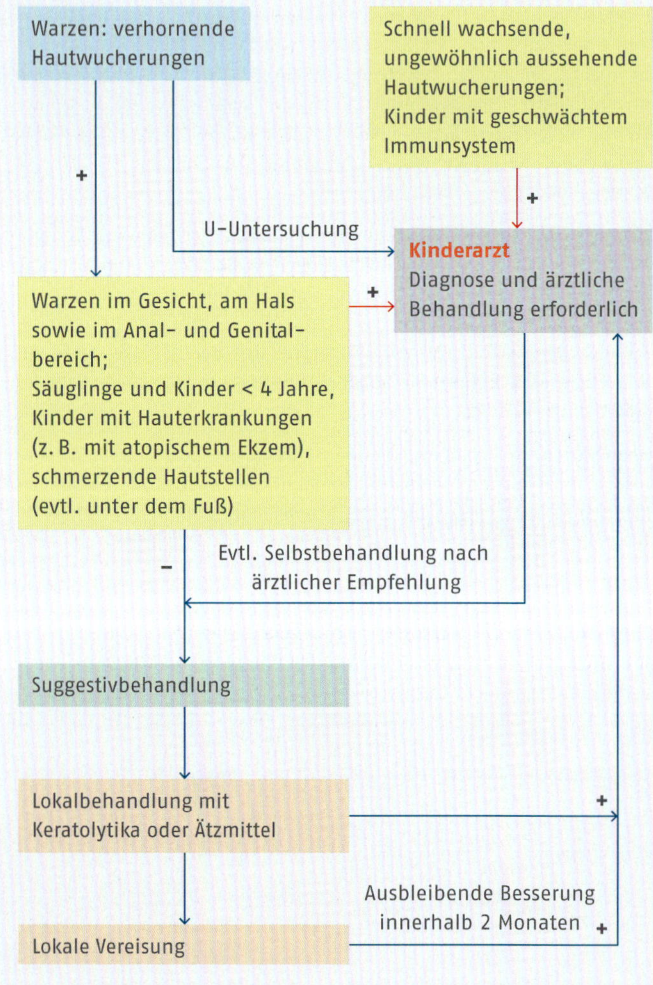
Warzen: verhornende Hautwucherungen
Schnell wachsende, ungewöhnlich aussehende Hautwucherungen; Kinder mit geschwächtem Immunsystem
+
+
U-Untersuchung
Kinderarzt
Diagnose und ärztliche Behandlung erforderlich
+
Warzen im Gesicht, am Hals sowie im Anal- und Genitalbereich; Säuglinge und Kinder < 4 Jahre, Kinder mit Hauterkrankungen (z. B. mit atopischem Ekzem), schmerzende Hautstellen (evtl. unter dem Fuß)
–
Evtl. Selbstbehandlung nach ärztlicher Empfehlung
Suggestivbehandlung
Lokalbehandlung mit Keratolytika oder Ätzmittel
+
Ausbleibende Besserung innerhalb 2 Monaten
+
Lokale Vereisung

37.1 Grundlagen

Verhornende Wucherungen der Haut sind meist Folge einer Infektion mit humanen Papillomaviren (HPV). Häufig kommt es zu einer Streuung. Besonders schmerzhaft sind Warzen an der Fußsohle, die durch Druck von unten ins Gewebe hineinwachsen.
Ausbreitung, Verlauf und Heilung sind abhängig von der individuellen Abwehrsituation. Eine Spontanheilung ist auch noch nach Monaten möglich. Andererseits können HPV selbst nach chirurgischer Entfernung der Warze im Gewebe persistieren und Rezidive verursachen.

Grenzen der Selbstmedikation

In folgenden Fällen ist ein Arztbesuch anzuraten:

- Warzen im Gesicht, am Hals sowie im Anal- und Genitalbereich,
- Säuglinge und Kinder unter vier Jahren,
- (vermeintliche) Warzen, die sehr schnell wachsen oder ihr Aussehen verändern – hier müssen maligne Erkrankungen durch den Arzt ausgeschlossen werden,
- Patienten mit schlechter Wundheilung (z. B. Diabetiker),
- Patienten mit empfindlicher Haut (z. B. mit Neurodermitis),
- Patienten mit geschwächtem Immunsystem (HIV-Patienten, Therapie mit Immunsuppressiva).

37.2 Hausmittel

Schutzmaßnahmen. Zum Schutz vor Ansteckung gilt die Empfehlung, im Schwimmbad, in Sporthallen oder Hotelzimmern nicht barfuß zu laufen. Eine Ansteckung kann selbstverständlich auch im eigenen Bad erfolgen, so dass die generelle Empfehlung, immer Badeschlappen oder Socken zu tragen, nicht umsetzbar ist. Warzen an der Fußsohle sollten abgeklebt werden, um keine Infektion zu streuen.

Hände und Füße sollen nach dem Duschen oder Waschen gründlich abgetrocknet werden.
Bei vorhandenen Warzen sollten Handtücher und Socken bei 60 °C gewaschen werden.

Nach jeder Warzenbehandlung müssen die Hände gründlich gewaschen und abgetrocknet werden.
An Warzen darf nicht gekratzt werden. Vor allem blutende Warzen sind hoch infektiös. Zur Entfernung überschüssiger Hornschichten nach einer Warzenbehandlung sollten keine scharfen Klingen oder Hornhautraspel verwendet werden, um blutende Verletzungen zu vermeiden.

Suggestivbehandlung. Die meisten Warzen verschwinden innerhalb von zwei Jahren auch ohne Therapie. Gerade Kinder sprechen auf eine Suggestivtherapie an. Scheinbestrahlung mit „magischem Licht", Bestreichen mit „Wundersalben" oder nächtliche Beschwörungsformeln, das sog. „Besprechen" von Warzen ist heute noch ein bewährter Behandlungsversuch, auch wenn es dem Denken mancher Skeptiker widerspricht. Eine Suggestivtherapie kann mit jedem der folgenden Behandlungsversuche kombiniert werden. In diesem Zusammenhang können auch sämtliche Homöopathika genutzt werden.

37.3 Keratolytika

Zur Aufweichung der überschüssigen Hornhaut werden Keratolytika aufgebracht. Keratolytisch wirken Salicylsäure, Alpha-Hydroxysäuren (Milchsäure) und Harnstoff. Tinkturen werden meist einmal täglich aufgetragen, sie bilden einen weißen Film auf der Haut. Die umliegende gesunde Haut kann mit Fettsalben geschützt werden. Keratolytische Pflaster werden auf die notwendige Größe zugeschnitten, aufgeklebt, manchmal noch mit Pflasterstreifen (Leukoplast®) gesichert und können bis zu 48 Stunden einwirken. Danach wird mit einem warmen (Seifen-) Bad das Keratolytikum abgewaschen und die überschüssige aufgeweichte Hornhaut vorsichtig durch Abreiben entfernt.

- Salicylsäure (Guttaplast® Pflaster, Collomack® Topical, Lösung, Verrucid®, Lösung – für Ki. ab 1 J.)
- Salicylsäure + Milchsäure (Clabin plus Lösung – für Ki. ab 1 J.)
- Harnstoff (Harnstoffpaste NRF)

37.4 Ätzmittel

Ätzmittel bewirken eine oberflächliche Nekrose des behandelten Gewebes. Sie werden deutlich seltener angewendet als Keratolytika. Dabei ist hier auf besonders sorgfältigen Umgang mit dem Mittel zu achten, damit umliegendes gesundes Gewebe nicht geschädigt wird.

- Trichloressigsäure (Wartner® Stift gegen Warzen – für Ki. ab 4 J.)

37.5 Vereisung

Oberflächliche Nekrose durch Erfrierung des Warzengewebes. Ein Schaumstoffapplikator wird mit Vereisungsspray aufgeladen und nach kurzer Wartezeit auf die betroffene Hautstelle für eine vorgegebene Zeit aufgedrückt. Das Einhalten der empfohlenen Zeiten ist notwendig, um auf der einen Seite eine ausreichende Wirksamkeit zu erzielen, auf der anderen Seite Gewebeschädigung zu vermeiden. Die Anwendung wird an unterschiedlich empfindlichen Körperstellen manchmal als sehr schmerzhaft empfunden. Meist ist eine einmalige Behandlung ausreichend. Eine Wiederholung der Behandlung darf frühestens nach zwei Wochen erfolgen.

- Dimethyleteher/Propan (Wartner® Warzen/Fußwarzen, Wortie® gegen Warzen und Fußwarzen, Verrukill® ratiopharm Spray – für Ki. ab 4 J.)

37.6 Alternative Therapie

Traditionell wird Thuja-Tinktur zur Steigerung der Immunabwehr eingesetzt, z. B. Thuja extern Tinktur DHU zum Bestreichen oder Betupfen der Warze und Thuja D6 zur Einnahme.

38 Windeldermatitis

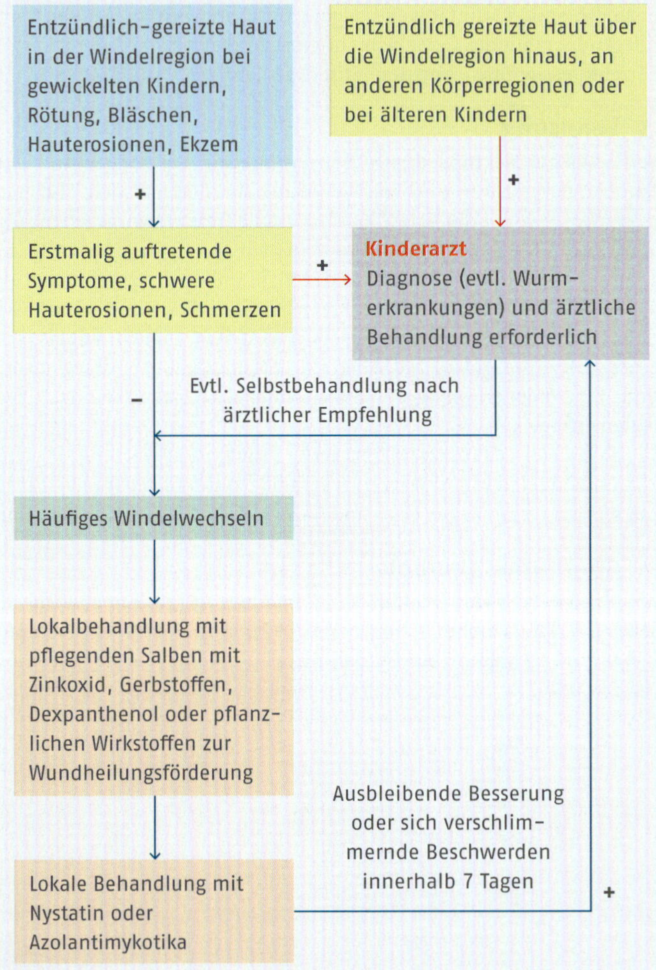

38.1 Grundlagen

Entzündliche Reizung der Haut in der Windelregion. Ursache ist hier der unvermeidliche Kontakt der Haut mit Urin und Fäzes. In den üblichen Plastikwindeln kommt es zu einem relativen Luftabschluss und Wärmestau, was zusätzlich zu einer Aufweichung (Mazeration) der Haut führt. Die gereizte Haut kann dann mit Candida albicans infiziert werden und ein Windelsoor entwickelt sich. Eine bakterielle Superinfektion ist möglich.
Die auftretenden Symptome reichen von Rötung, Mazeration und Bläschen bis zu Hauterosionen und -ekzemen.

Grenzen der Selbstmedikation

Der Kinderarzt ist aufzusuchen

- bei auftretenden Bläschen auf gerötetem Grund,
- bei sich verbreitenden Symptomen über die Windelregion hinaus,
- bei trotz aller angewendeten Maßnahmen anhaltenden Beschwerden.

38.2 Allgemeine Verhaltensmaßnahmen

Windelwechsel. Je länger Urin und Fäzes auf die Haut einwirken, umso wahrscheinlicher sind Beschwerden einer Windeldermatitis. Entsprechend gelten folgende Empfehlungen zur Prophylaxe und Behandlung:

- möglichst hochwertige Windeln verwenden, die Urin absorbieren, damit die Haut keinen unnötigen Kontakt hat,
- Windeln möglichst häufig wechseln, damit die Kontaktzeit kurz bleibt,
- Windeln nach jedem Stuhlgang möglichst sofort wechseln,
- bei Windelmarke auf individuelle Verträglichkeit achten.

Zur Abheilung einer Windeldermatitis sollte das Kind häufiger ohne Windel, nackt und frei herumliegen können.

Pflege und Reinigung. Bei jedem Windelwechsel sollte der Hautbereich nur mild, aber vollständig gereinigt werden, z. B. mit einem neutralen Pflegeöl ohne Parfumstoffe. Zur Pflege eignet sich weiche Zinkpaste.

- Pflegeöl (Mandelöl, Olivenöl)
- Weiche Zinkpaste (Pasta zinci mollis)

38.3 Zinkoxid

Zur Behandlung einer Hautentzündung eignen sich zinkoxidhaltige Salben und Pasten. Zinkoxid wirkt abdeckend und austrocknend, verhindert ein weiteres Aufweichen der Haut und fördert die Granulation und die Abheilung.

- Pasta zinci, Pasta zinci molllis, Lotio alba aquosa
- Zinkoxid (Zinksalbe-CT)

38.4 Gerbstoffe

Lokal angewendete Gerbstoffe führen zu einer Austrocknung der behandelten Stelle und damit zur Bildung einer schützenden Schicht über der Hautläsion.

- Phenol-Methanol-Harnstoff-Kondensat, sulfoniert (Tannosynt® Lotio – für Ki. ab 1 Mon., Tannolact® Creme 1 % – für Ki. ab 1 Mon.)

38.5 Antimykotika

Bei Windelsoor werden Nystatin oder Azolantimykotika meist in Kombination mit Zinkoxid in entsprechenden Externa eingesetzt.

- Nystatin (Multilind® Heilsalbe, Adiclair® Creme, Candio-Hermal® Softpaste, Lederlind® Heilpaste, Mykoderm® Heilsalbe, Nystaderm Paste)
- Miconazol (InfectoSoor® Zinksalbe, Micotar® ZP)

38.6 Dexpanthenol

Zur Förderung der Wundheilung bei geröteter, gereizter Haut.

- Dexpanthenol (Bepanthen® Wund- und Heilsalbe, Generika)

38.7 Kamille und Ringelblume

Traditionsgemäß werden Externa mit Kamillen- und Ringelblumenblütenextrakten eingesetzt, die entzündungshemmend wirken, die Bildung von Granulationsgewebe und damit die Wundheilung fördern. Kamille und Ringelblume dürfen nicht angewendet werden bei bekannter Überempfindlichkeit gegenüber Korbblütlern.

- Kamillenblütenextrakt (Kamillosan® Creme)
- Ringelblumenblütenextrakt (Weleda Calendula Babycreme)

Hintergrundinformationen

Impetigo (Pyodermie). Es handelt sich um eine vor allem bei Kleinkindern auftretende bakterielle Hauterkrankung. Betroffene Hautstellen sind meist Gesicht, Mundwinkel, seltener Hände oder die Anogenitalregion. Die Symptome sind oberflächliche, rasch aufgeplatzte Blasen und Pusteln mit honiggelben Krusten sowie eine umgebende Hautrötung. Die Verbreitung findet über eine Schmierinfektion statt. Es herrscht eine hohe Ansteckungsgefahr, eine schnelle Ausbreitung sowie Epidemien in Gemeinschaftseinrichtungen sind möglich! Erfoderlich ist eine lokale oder systemische Antibiotikatherapie, genauso wie besondere Hygienemaßnahmen zur Verhinderung der Ausbreitung.

Wurmerkrankungen. Bei Juckreiz und Rötung im Windelbereich bei Kindern, die vielleicht gar keine Windel mehr tragen, können Wurmerkrankungen die Ursache sein. Klinisches Hauptsymptom eines Madenwurmbefalls (Enterobiasis, Oxyuriasis) ist der perianale Juckreiz. Die Übertragung erfolgt über Staub, Bettwäsche oder Kleidung. Durch Kratzen am Anus gelangen die Eier unter die Fingernägel der infizierten Kinder und von dort wieder in den Mund. Die Therapie erfolgt unter ärztlicher Kontrolle mit Pyrviniumhemiembonat (Molevac® Dragees, Suspension) oder Mebendazol (Rp: Vermox® Tabletten). Eine Behandlung von Mitbewohnern ist empfehlenswert.

39 Zahnungsbeschwerden

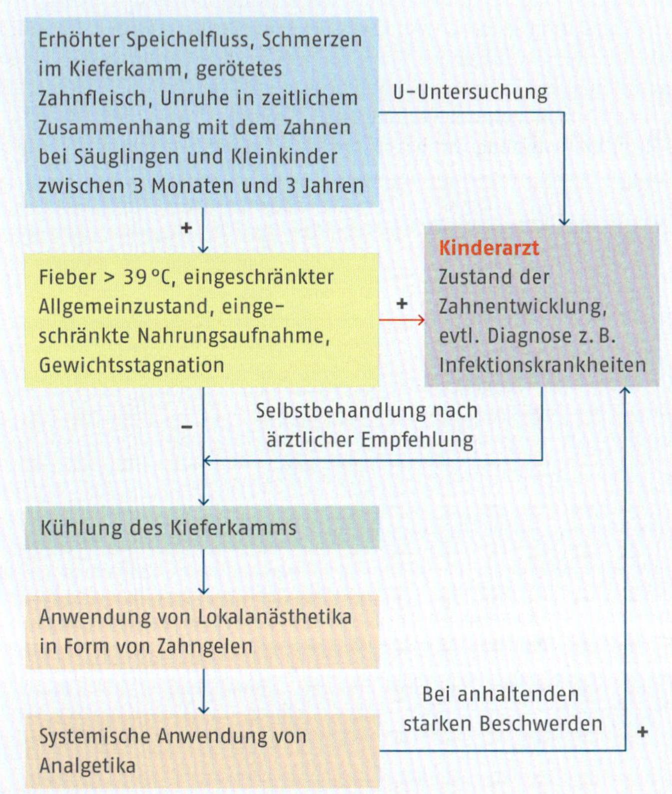

39.1 Grundlagen

Beschwerden in der Zeit des Zahndurchbruchs bei Säuglingen und Kleinkindern werden allgemein als Zahnungsbeschwerden bezeichnet. Zeichen für Schmerzen sind geschwollenes, gerötetes Zahnfleisch und erhöhte Speichelproduktion. Typische Symptome, die mit Zahnungsbeschwerden in Zusammenhang gebracht werden, sind Unruhe, häufiges Weinen, Herumbeißen auf den eigenen Fingern oder auf festen Gegenständen wie Spielzeug. In den ersten zwei Lebensjahren besteht unabhängig vom Zahnen eine gesteigerte Infektbereitschaft. Eine erhöhte Körpertemperatur ist ohne ursächlichen Zusammenhang mit dem Zahnen.

Grenzen der Selbstmedikation

Ein Kinderarztbesuch ist zu empfehlen bei

- Fieber als Anzeichen einer Infektion,
- eingeschränkter Nahrungsaufnahme, Gewichtsstagnation, Gewichtsverlust,
- eingeschränktem Allgemeinzustand,
- anhaltenden Beschwerden über drei bis vier Tage.

39.2 Hausmittel

Gegenstände zum darauf Herumbeißen. Das Herumkauen auf widerstandsfähigen Nahrungsmitteln bringt Linderung. Zwieback, ein weiches Brötchen oder eine rohe Karotte können hier gut tun. Traditionell wird unter dem Namen Veilchenwurzel das Rhizom der Schwertlilie eingesetzt, das über ätherische Öle schmerzlindernd wirken soll.

- Veilchenwurzel – Iridis rhizoma pro infantibus (Grünspecht® Veilchenwurzel)

Kühlung. Wassergefüllte Beißringe oder auch kalte Waschlappen kombinieren das Kauen auf widerstandsfähigen Gegenständen mit der Kühlung. Durch das Abkühlen wird die Schmerzwahrnehmung vermindert. Vorsicht: Mit Flüssigkeit gefüllte Beißringe nicht ins Eisfach, sondern nur in den Kühlschrank legen. Zu niedrige Temperaturen können lokale Erfrierungen verursachen.

- Eisbeißringe (Eisbeisserle)

39.3 Zahnungsgele

Zur lokalen Wirkung gegen Schmerz und Entzündung werden Gele angeboten. Die Wirkung ergibt sich neben den Wirkstoffen über das Massieren des Zahnfleischs mit dem kleinen Finger und der Aufmerksamkeit, die das Kind dadurch erfährt. Als Wirkstoffe werden Lokalanästhetika (Lidocain, Macrogollaurylether = Thesit = Polidocanol, Nelkenöl) und antientzündliche Pflanzenextrakte (Kamillenextrakt) eingesetzt.

- Lidocain (Dynexan® Mundgel)
- Kamillenblütentinktur, Lidocain, Macrogollaurylether (Dentinox® -Gel N Zahnungshilfe)
- Kamillenblüten, Polidocanol (Kamistad® Baby Gel)
- Kamillenöl, Nelkenöl (Osa® Zahnungshilfe Gel)
- Malvenextrakt (Dentilin® Zahnungsgel)

39.4 Alternative Therapie

Traditionell werden auch homöopathische Mittel als Zahnungshilfe eingesetzt, z. B. Osanit® Zuckerfrei, Escatitona® Zahnungsglobuli, Fieber- und Zahnungszäpfchen Weleda, Viburcol® N Zäpfchen.

39.5 Analgetika

Bei starken Schmerzen können kurzfristig Schmerzmittel wie Paracetamol oder Ibuprofen eingesetzt werden. Dosierung siehe Fieber (▸ Kap. 12).

- Paracetamol (ben-u-ron® Suppositorien oder Lösung, Generika)
- Ibuprofen (Nurofen® Saft oder Suppositorien, Generika)

Hintergrundinformationen

Altersangaben für den Durchbruch von Milchzähnen bzw. permanentem Gebiss. Das Alter des Zahndurchbruchs kann stark variieren (◻ Tab. 39.1). Während die Eltern beim Durchbruch der Milchzähne häufig Beschwerden der Säuglinge wahrnehmen und behandeln wollen, verläuft der Durchbruch der bleibenden Zähne bei Schulkindern dann oft deutlich unauffälliger.

◻ **Tab. 39.1** Altersangaben für den Durchbruch von Milch- bzw. permanentem Gebiss

	Milchgebiss (Monate)		Permantes Gebiss (Jahre)	
	Oberkiefer	**Unterkiefer**	**Oberkiefer**	**Unterkiefer**
Mittlere Schneidezähne	6–10	5–8	7–8	6–7
Seitliche Schneidezähne	8–12	7–10	8–9	7–8
Eckzähne	16–20	16–20	11–12	9–11
1. Prämolaren	11–18	11–18	10–11	10–12
2. Prämolaren	20–30	20–30	10–12	11–13
Vordere Molaren	–	–	5 ½–7	5 ½–7
Mittlere Molaren	–	–	12–14	12–13
Hintere Molaren	–	–	17–30	17–30

40 Zeckenbisse

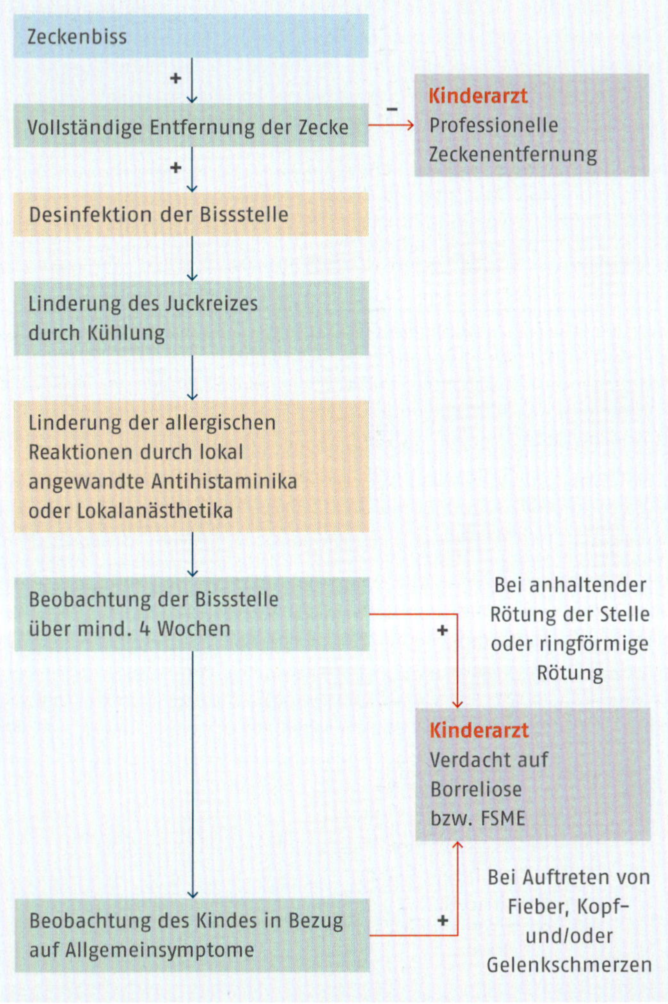

40.1 Grundlagen

Zecken verbeißen sich in die Haut, um sich mit Blut vollzusaugen. Der eigentliche Biss wird kaum gespürt. Nach Entfernung der Zecke entwickelt sich üblicherweise eine Hautrötung mit einem Durchmesser von zwei bis drei Zentimetern, evtl. mit Papelbildung, begleitet von lokalem Juckreiz. Komplikationen bei Zeckenbissen sind Infektionskrankheiten, die von Zecken übertragen werden können: Borreliose und FSME.

Grenzen der Selbstmedikation

Ein Arztbesuch ist notwendig bei

- sich ausbreitender Rötung (Durchmesser über drei Zentimeter), anhaltenden Rötungen im Bereich des zurückliegenden Zeckenbisses, evtl. sog. Wanderröte (Erythema migrans), eine sich ringförmig ausweitende Rötung mit zentraler Abblassung (Hinweis auf Borreliose),
- auftretenden Allgemeinbeschwerden wie Fieber, Krankheitsgefühl, Gelenkschmerzen und neurologische Symptome im zeitlichen Zusammenhang mit einem Zeckenbiss (im Zeitraum von vier bis zehn Wochen bei Borreliose, innerhalb von zwei bis 28 Tagen bei FSME).

40.2 Allgemeine Verhaltensmaßnahmen

Kühlung. Durch Anwendung von Kälte kommt es zu einer lokalen Gefäßverengung und damit dazu, dass das vom Insekt in die Haut injizierte Sekret sich weniger ausbreitet. Daneben führen Kältereize dazu, dass Juckreiz gelindert wird und eine Entzündungsreaktion abgemildert wird. Zum Einsatz kommen können kalte Auflagen wie kalte Kompressen und Kühlpacks, leicht verdunstende Flüssigkeiten (Alkohol), Minzöl oder Campher, die Kälterezeptoren auf der Haut reizen. Essigsaure Tonerde oder Zinkoxidschüttelmixtur wirken gleichzeitig adstringierend auf entzündetes Gewebe.

- Kältekompressen (ColdHot® Pack, Mobilat® Kältepack),
- Zinkoxidschüttelmixtur
- Liquor Aluminii acetico tartarici
- Minzöl (AfterBite®, JHP® Roedler, Euminz®)

- Menthol, Campher (Autan® Akut Gel)
- Kühlende Gele (Brand- und Wundgel Medice®, Combudoron® Gel)

Prophylaxe. Zur Vorbeugung gegen Zeckenbissen sollte eine die Haut bedeckende Kleidung getragen werden, also lange Kleidung, die den ganzen Körper bedeckt. Zecken halten sich oft in hohem Gras, auf Sträuchern oder Laub auf. Dort werden sie bei Kontakt abgestreift. Hohe Schuhe und lange Hosenbeine, die bei Bedarf in die Socken gesteckt werden, können verhindern, dass Zecken von unten in die Hosen krabbeln.

Verwendet man helle Kleidung, lassen sich die dunklen Zecken schneller erkennen und rechtzeitig abstreifen.
Zeckenabwehrspray kann zusätzlich auf die freie Haut und die Kleidung gesprüht werden, um Zecken fernzuhalten. Repellenzien halten gegen Zecken aber nur, je nach Herstelelrangaben, wenige Stunden (ca. zwei bis max. sechs Stunden) vor. Evtl. muss nach einiger Zeit nachgesprüht werden.

- N,N-Diethyl-m-toluamid (= DEET, Anti Brumm® forte – für Ki. ab 3 J.,
- Citriodiol (Anti Brumm® naturell – für Ki. ab 1 J.)
- Icaridin (Mosquito® protect Zecken Schutz-Spray – für Ki. ab 2 J., Autan® Protection plus Zeckenschutz – für Ki. ab 2 J.)
- Icaridin + Citriodiol (Anti Brumm® Zecken Stop – für Ki. ab 2 J.)
- p-Menthan-3,8-diol (= PMD, Soventol® Protect Zeckenabwehr – für Ki. ab 1 J., Mosquito® classic Insektenschutz Spray – für Ki. ab 1 J.)

Frühzeitige Zeckenentfernung. Um Zeckenbisse zu vermeiden, sollten Kinder nach dem Spielen im Freien regelmäßig am ganzen Körper abgesucht werden. Zecken, die unter die Kleidung geraten sind, krabbeln oft noch stundenlang, um eine für sie passende Körperstelle zu finden, wo sie sich festsetzen. In dieser Zeit können die Tiere einfach abgestreift werden.

Wenn sich Zecken festgesetzt haben, sollten sie möglichst frühzeitig entfernt werden. Die Infektionsgefahr (mit Borrelien) steigt mit der Dauer

des Verbleibs der Zecke an der Einstichstelle. Ab dem Moment, in dem sich eine Zecke festsetzt, dauert es zwölf bis 24 Stunden, bis Bakterien mit dem Speichel der Zecke in die Haut gelangen.
Zur Entfernung eignen sich Pinzetten oder spezielle Instrumente, die ein Zerquetschen des Zeckenkörpers vermeiden können. Das Herausziehen sollte keinesfalls ruckartig, sondern eher langsam (innerhalb einer Minute) erfolgen, am besten sollte die Zecke von sich aus „loslassen". Eventuell bleiben nach dem Entfernen Reste der Zecke in der Haut zurück. Es handelt sich hier nicht um den Kopf, sondern um die Beißwerkzeuge. Sie werden üblicherweise vom Körper innerhalb weniger Tage abgestoßen. Evtl. können sie mit einer sterilen Pinzette vom Arzt entfernt werden.
Nach der Entfernung sollte die Einstichstelle mit einem Wunddesinfektionsspray (z. B. Octenisept®) desinfiziert werden. Die Stelle ist schließlich über einige Tage und Wochen zu beobachten, ob sich besondere Hauterscheinungen zeigen.

- Pinzetten (z. B. von Mörser®, Mosquito® Zeckenzange)
- Zeckenzange (z. B. von Dr. Schick Zecken-Zange Ultra, Frank)
- Zeckenhaken (z. B. O'Tom® Tick Twister)
- Zeckenkarte (z. B. Mosquito®)
- Zeckenschlinge (z. B. 3ix®)

40.3 Antihistaminika

Gegen den lokalen Juckreiz helfen wie bei Insektenstichen (▸ Kap. 21) lokal angewendete Antihistaminika. Als Gel kühlen sie gleichzeitig. Um einen ausreichenden Effekt zu erzielen, ist das Auftragen alle zwei bis drei Stunden empfehlenswert.

- Bamipin (Soventol® Gel – ohne Alterseinschränkung)
- Dimetinden (Fenistil® Gel – ohne Altersbeschränkung)

Hintergrundinformationen

Zecken. Zecken verbeißen sich in die Haut eines Menschen oder Säugetieres und verankern dann eine Art Stachel. Dabei geben sie ein Speichelsekret ab, das u. a. einen Gerinnungshemmer enthält, damit sie ungehindert Blut saugen können. Der Speichel enthält außerdem ein lokal wirksames Anästhetikum, damit der Wirt die Zecke nicht frühzeitig bemerkt und entfernt. Im Laufe des Blutsauge-Vorgangs gibt die Zecke immer wieder für sie unverdauliche Nahrungsbestanteile in den Wirt zurück. Hierbei können Krankheitserreger, z. B. Borrelien oder FSME-Viren, auf den Wirt übertragen werden.

Borreliose. Borreliose ist eine Erkrankung, die durch Bakterien (Borrelia-Arten), ausgelöst wird. Die Bezeichnung **Lyme-Borreliose** (engl. Lyme disease) geht dabei auf die US-amerikanischen Orte Lyme und Old-Lyme in Connecticut zurück. Dort fiel in den Jahren 1974/1975 erstmals der Zusammenhang zwischen entzündlichen Gelenkerkrankungen bei Kindern und Zeckenbissen auf.

Statistisch gesehen kommt es nach einem Zeckenbiss bei 2,6 bis 5,6 % der Betroffenen zu einer Infektion durch die Borrelien. Wer mit Borrelien infiziert ist, erkrankt allerdings nicht automatisch auch an Borreliose: Nach einem Zeckenbiss treten bei 0,3 bis 1,4 % der Betroffenen Symptome einer Lyme-Borreliose auf.
Eine Borreliose verläuft in drei Stadien:

Stadium I: Wenige Tage bis Wochen nach einem Zeckenbiss, der Borrelien übertragen hat, kann eine kreis- oder ringförmige Hauterscheinung auftreten (Erythema migrans, „Wanderröte"). Die Größe der Rötung kann handtellergroß oder größer werden, sie ist scharf abgegrenzt, schmerzt oder juckt nicht. Sie verschwindet meist spontan, kann aber auch in späteren Stadien wieder auftreten. Zusätzlich können weitere Symptome, wie Kopf-, Gelenk- oder Muskelschmerzen, Schwäche, Fieber oder Lymphknotenschwellungen auftreten.

Stadium II: Nachdem die ersten Symptome abgeklungen sind, können bei einer Infektion nach wenigen Monaten grippeähnliche Symptome auftreten. Zusätzlich zeigen sich organbezogene Symptome, z. B. neurologische (wie neuropathische Schmerzen oder Lähmungen, Neuroborreliose), kardiale (Herzmuskelentzündung, Herzrhythmusstörungen) oder weitere Symptome der Haut.
Stadium III: Monate bis Jahre nach dem auslösenden Zeckenbiss können die sog. Lyme-Arthritis, weitere schwerwiegende Hauterscheinungen (Acrodermatitis atrophicans Herxheimer) oder Nervenschädigungen (Paresen) auftreten.
Eine frühzeitige Therapie kann den Verlauf der Infektion stoppen. Sie erfolgt im Frühstadium mit einer zweiwöchigen Antibiotikatherapie (für Kinder mit Amoxicillin, Cefuroxim). Eine Impfung gegen Borreliose existiert nicht.

FSME. Die Frühsommer-Meningoenzephalitis (FSME, engl. tick-borne encephalitis, TBE) ist eine Viruserkrankung (Erreger: FSME-Virus), die Entzündungen des Gehirns (Enzephalitis), der Hirnhäute (Meningitis) und in seltenen Fällen des Rückenmarks (Myelitis) auslösen kann.
Zecken, die FSME-Viren übertragen können, sind vor allem in Zentral-, Nord- und Osteuropa und in China verbreitet. Im Süden Deutschlands gelten einige Landstriche als FSME-Risikogebiet. Außerhalb der Risikogebiete ist das Infektionsrisiko gering, aber auch in Risikogebieten sind nur ca. 5 % aller Zecken mit FSME infiziert und nicht jeder Biss einer infizierten Zecke führt zu einer Infektion.
Eine FSME-Infektion verläuft in zwei Phasen. Etwa zwei Wochen nach einer Infektion mit FSME-Viren kommt es zu grippeähnlichen Symptomen, die meist nach einer Woche wieder verschwinden. Nach einer fieberfreien Woche beginnen dann die typischen Entzündungssymptome: starke Kopfschmerzen, Nackensteifigkeit, Schwindel, Übelkeit, Erbrechen als Zeichen einer Meningoenzephalitis, evtl. Krampfanfälle und Lähmungen.
Die Therapie besteht in der Linderung von Symptomen, eine ursächliche Therapie existiert nicht. Bei regelmäßigem Aufenthalt in Risikogebieten wird eine Schutzimpfung (FSME-Immun®) empfohlen, zugelassen für Kinder ab drei Jahren.

Literatur

Internetseiten der Hersteller

Arbeitsgemeinschaft der Wissenschaftlichen Medizinischen Fachgesellschaften: https://www.awmf.org/

Berufsverband der Kinder- und Jugendärzte: https://www.kinderaerzte-im-netz.de/

Bundeszentrale für gesundheitliche Aufklärung: https://www.kindergesundheit-info.de

Deutsche Gesellschaft für Ernährung e. V.: https://www.dge.de/

Deutsche Gesellschaft für Kinder- und Jugendmedizin: https://www.dgkj.de/

Dingermann T. PZ-Expertenrat. 26.04.2011. www.pharmazeutische-zeitung.de/index.php?id=37682

Fachinformationsservice Deutschland: https://www.fachinfo.de/

Rote Liste online: https://online.rote-liste.de/

Hehlmann A. Leitsymptome – Ein Handbuch für Studenten und Ärzte. Elsevier, München 2005.

Illing S, Claße, M (Hrsg.). Klinikleitfaden Pädiatrie. 10. Aufl., Elsevier, München 2017

Jaehde U, Radziwill R, Kloft C (Hrsg.). Klinische Pharmazie – Grundlagen und Anwendung. Wissenschaftliche Verlagsgesellschaft Stuttgart, 2017

Kircher W. Arzneiformen richtig anwenden – Sachgerechte Anwendung und Aufbewahrung von Arzneimitteln. Deutscher Apotheker Verlag, Stuttgart 2016

Klumbies G, Sigusch H. H. Differenzial-diagnostisches Denken. Wissenschaftliche Verlagsgesellschaft Stuttgart, 2006

Lennecke K, Hagel K. Selbstmedikation für die Kitteltasche – Leitlinien zur pharmazeutischen Beratung. Deutscher Apotheker Verlag, Stuttgart 2016

Muntau A. C. Intensivkurs Pädiatrie. Elsevier, München 2011

Niessen K.-H. Pädiatrie. VCH Verlagsgesellschaft, Weinheim 1989

Schweitzer R. Leitsymptome – Differenzialdiagnostisches Vorgehen. Elsevier, München 2012

Sachregister

A

I

K

Die Autorin

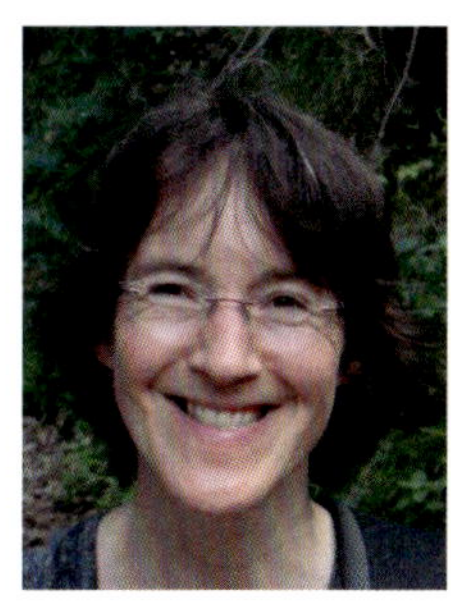

Dr. Kirsten Lennecke
Studium der Pharmazie und Promotion an der Freien Universität Berlin. Angestellt als Apothekerin in einer öffentlichen Apotheke. Referentin zahlreicher Vorträge zu Themen rund um die Arzneitherapie in Selbstmedikation und unter ärztlicher Verordnung in der Apotheke und in Pflegeheimen. Beratung, Coaching und Teamschulung in Apotheken. Autorin und Coautorin zahlreicher Bücher, wie z. B. „Selbstmedikation für die Kitteltasche", „Das Kundengespräch in Apotheken", „Rezept-Trainer" „HV-Trainer" und „Therapie-Profile".